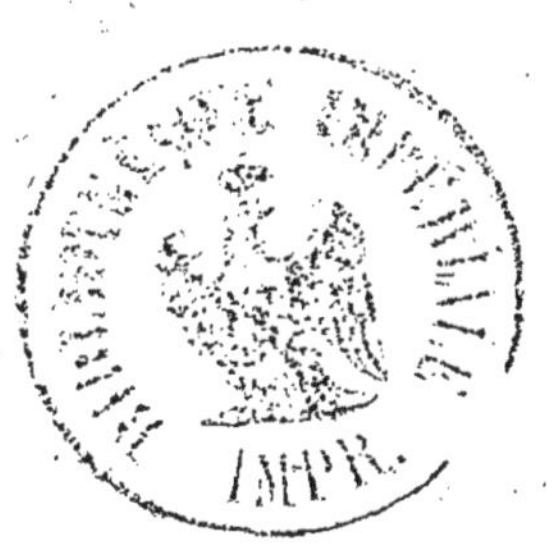

REMARQUES

SUR

LES MALADIES VERMINEUSES.

T

REMARQUES

SUR

LES MALADIES VERMINEUSES,

Par J. S. OLOMBEL,

Docteur-médecin , ex-médecin en chef des armées , membre de la société royale académique des sciences, de celles des professeurs de la faculté de médecine , des amateurs des sciences physiques et naturelles , et de l'athénée de médecine de Paris ; de la société de médecine-pratique de Montpellier ; associé de celle des sciences , agriculture et arts de Strasbourg, et de l'académie impériale de médecine et de chirurgie de Vienne en Autriche.

Vermes hospites infesti. Scientia animæ delectus.

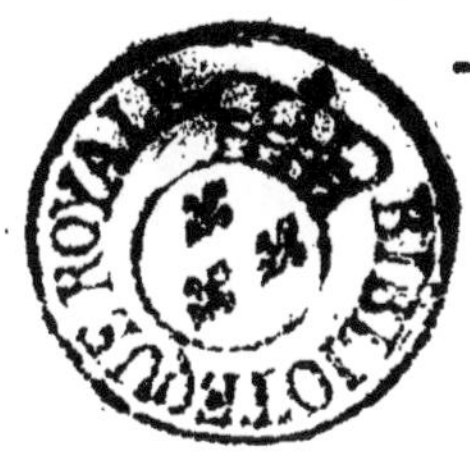

A PARIS;

Chez Gabon , Libraire , place de l'Ecole de Médecine , n.º 2.

1816.

je poursuivrai les contrefacteurs.

= Coulbel

REMARQUES

SUR

LES MALADIES VERMINEUSES.

~~~~~~~~~~~~~~~~~~~~~~~~~~~~~~~~~~~~~

CHAPITRE PREMIER.

Courte description des Vers qui habitent dans le corps humain.

Tous les vers des intestins de l'homme peuvent être réduits à une classe particulière qui se compose des vers ascarides, des tricocéphales, des vers vésiculaires ou hydatides, des ténia.

PREMIER GENRE.

Les Ascarides.

PREMIÈRE ESPÈCE.

L'Ascaride lombricoïde.

Cette espèce de ver est assez connue : c'est celui que les médecins appellent lombric, lombric humain, qui est bien différent du lombric de terre. Il varie dans sa longueur et dans sa grosseur.

Le lombric est un ver rond de la grosseur d'un tuyau de plume à écrire ; sa longueur s'étend jusqu'à 8, 10, 12 pouces ; sa peau est membraneuse et très-élastique, parsemée d'anneaux ; sa couleur blanchâtre ou rougeâtre

A
~~~~~~~~~~~~~~~~~~~~~~~~~~~~~~~~~~~~~

est plus ou moins foncée ; son canal intestinal est assez ordinairement jaune, ainsi que l'a observé GOEZE. Le mâle est plus petit que la femelle : la femelle dépose les œufs dans les intestins ; et il est à remarquer que le ver de terre est vivipare. On trouve souvent ce ver dans les intestins grêles, particulièrement dans ceux des enfans ; il pénètre quelquefois dans le conduit pancréatique ; bien plus, il perfore les parois des intestins.

Ce ver, effilé vers la queue, a sa tête légérement obtuse ; sa bouche est triangulaire, environnée de trois mamelons, avec lesquels il suce, et s'implante dans les membranes des intestins : ces trois mamelons rapprochés forment une trompe, une pointe aiguë et piquante, dont il peut perforer le tube intestinal, et pénétrer dans toutes les parties du corps. Il vit dans les intestins avec d'autres vers : il est très-sensible. J'ai vu un gros ver de cette espèce, vivant, noué dans le milieu de son corps.

SECONDE ESPÈCE.

L'Ascaride vermiculaire.

Les naturalistes, tels que LINNÉ (1), BLOCH (2), WERNER (3), l'ont désigné par *ascaris vermicularis* : c'est simplement l'ascaride de VALISNERI. Je lui conserverai cette dernière dénomination avec les médecins praticiens.

L'ascaride a la queue très-déliée, pointue et cétacée ; la tête obtuse, renflée sur les deux côtés, forme deux

____

(1) *Syst. nat.* pag. 1076.
(2) Traité de la génération des vers., etc. page 69.
(3) *Vermium intestinalium*, etc., page 72.

tubercules , au milieu desquels la bouche est placée. Ce ver est blanc , long d'environ un pouce , et a beaucoup de rides formées par un assemblage d'anneaux. Cette description , donnée par un grand nombre d'auteurs , et que j'ai vérifiée au microscope , a été néanmoins contredite à certains égards.

Le mâle et la femelle ont la même grosseur : la femelle est vivipare, ainsi que l'a très-bien observé Goeze (1), ce qui détruit évidemment l'opinion de ceux qui ont pensé que les mouches déposaient leurs œufs dans l'anus des enfans. Ces vers s'excitent , s'irritent d'une manière toute particulière , par l'impression vive qu'ils reçoivent de la flamme d'une chandelle ; on les prendrait pour de petits serpens. La femelle périt après avoir donné naissance aux très-petits ascarides. Cette espèce est très-féconde ; aussi les voit-on en groupes , en pelotons : ils tourmentent cruellement les enfans ; on les trouve quelquefois chez les adultes ; mais ils sont particulièrement dans l'intestin rectum des enfans , même des nouveaux nés , qui en éprouvent des démangeaisons insupportables. L'on en a observé néanmoins dans plusieurs parties du corps , dans le trajet intestinal , dans l'œsophage , dans le vagin, etc. Le docteur Erdmann , professeur de l'académie de Wittemberg en Saxe, a trouvé dernièrement un ver du genre des ascarides , long environ d'un pouce et demi, sous la paupière d'un de ses malades attaqué d'une ophtalmie chronique ; je l'ai vu entre les mains du docteur Nitzsch , jeune naturaliste très-instruit , dont le souvenir m'est

____

(1) Versucheiner naturgeschichte , etc. pag. 105 , 108.

cher , à qui il l'avait donné pour le soumettre à l'examen microscopique , et en faire une description exacte.

SECOND GENRE.

Le Tricocéphale.

Ce ver, long de deux pouces , a le corps rond ; en forme de spirale ; il est très-alongé , et fort mince du côté de la tête ; il grossit à l'extrémité opposée , qui se termine par une sorte de trompe qu'on peut présumer être utile à la génération , d'autant qu'on ne voit point cette partie dans la femelle dont MULLER a décrit les ovaires : il habite le plus souvent dans le cœcum , rarement dans les intestins grêles , d'après les observations de LINNÉ , WAGLER et ROEDERER , etc. BLOCH ne l'a remarqué que dans l'intestin cœcum de l'homme ; on le trouve sur-tout dans la maladie muqueuse, si bien observée par WAGLER, qui l'a décrit le premier sous le nom de *trichuride* (1). Il est pourtant vrai qu'il prit faussement , avec ROEDERER , l'extrémité la plus ténue pour la queue de ce ver , et que GOEZE a le premier relevé cette erreur , constatée ensuite par plusieurs , en substituant le nom tricocéphale , *tricocéphalos* , ou tête capillaire , qui lui convient mieux ; mais les médecins l'appellent plus souvent trichuride, ou ver à queue. A l'occasion de ce ver , je rapporterai ici un fait remarquable qui s'est présenté dans la pratique du docteur VOGEL. Un homme avait depuis trois ans une douleur des

---

(1) *Dissertatio de morbo mucoso , præside J. G. Rœderer, Gœttingæ ,* 1762.

plus violentes, fixée sur l'os frontal et l'œil droit, au point que sa raison en était quelquefois troublée, et qu'il en résulta une cécité ; on crut d'abord à un abcès, et le traitement fut sans succès. Un émétique produisit des vomissemens, des éternuemens, et un commencement de délire ; mais la douleur et ces symptômes furent calmés par la sortie, d'une des narines, d'un ver tricocéphale, et, le malade guéri, la vue se rétablit entièrement (1).

Ce ver est ovipare ; on lui reconnaît deux sexes : le mâle est plus long dans sa partie postérieure, terminée en ligne spirale ; elle est presque droite, plus courte et plus grosse chez la femelle.

TROISIÈME GENRE.

Le Ver vésiculaire, ou l'Hydatide.

Ce ver (je parle seulement de celui qu'on trouve chez l'homme) est renfermé dans une petite vessie dont la forme varie ; elle ressemble assez ordinairement à une cornue : le cou est hors de la vessie, qui est, à proprement parler, le corps du ver vésiculaire humain ; la tête a des crochets et des suçoirs qu'on distingue par le moyen d'un bon microscope. Il vit solitairement dans la vésicule, tandis que les vers vésiculaires des divers animaux, tels que ceux qu'on trouve particulièrement dans le cerveau des brebis sujettes au tournoiement, cohabitent ensemble, et forment de petites colonies qui vivent dans le corps de la vessie.

____

(1) Ann. gén. de méd. d'Altembourg, Août 1812.

Bloch a donné à ce ver singulier le nom d'ermite, parce qu'il demeure isolé. Il fut appelé *lumbricus hydropicus* par Tyson, *hydatis animata* par Peyer dans ses mélanges des curiosités de la nature (1). Linné l'a nommé *hydra hydatula* dans son système de la nature (2). M. Hartmann, médecin à Kœnisberg, reconnut pour la première fois que l'hydatide est un être organisé, doué de la vie. Depuis ce temps, Pallas y a porté la plus sérieuse attention, et l'a classé irrévocablement dans le règne animal.

Plusieurs médecins ont rencontré ce ver dans différentes parties du corps humain, dans le foie, dans le placenta, dans quelques tumeurs, et sur-tout dans le sac de l'hydropisie enkistée que Pallas croit pouvoir être occasionée par sa présence. Il faut bien toutefois ne pas confondre certains amas de lymphe, qu'on appelle vulgairement hydatides, et qui ne jouissent d'aucune faculté animale, avec notre ver hydatide.

Brera a vu un homme d'une constitution faible, qui, avec une douleur fixe et obtuse à la région hypocondriaque droite, fut atteint d'une fièvre lente, et mourut dans le marasme. A l'ouverture du cadavre, on y trouva quelques centaines d'hydatides. M. Mojon, professeur d'anatomie et de physiologie à l'académie de Gênes, a observé plus récemment des hydatides pulmonaires. Le sujet était une femme âgée de 52 ans, d'un tempérament faible et lymphatique. Les symptômes étaient irréguliers, plus ou moins intenses. Les violentes quintes de toux expulsèrent

---

(1) Ann. 7, observ. 206.

(2) *Syst. nat.* édit. 12, p. 1320, n. 5.

plusieurs corps durs de la grosseur d'une petite noix, qui, examinés de près, offrirent à l'auteur un amas de petites hydatides ; vues au microscope, écrasées entre deux verres, elles présentaient une ouverture ou suçoir à bords unis, un peu évasés, tel que celui des vers hydatides observés par TREUTLER dans le plexus choroïde d'un homme.

La malade étant dans un état de dépérissement, l'auteur fit usage, de l'avis de ses confrères appelés en consultation, du mercure administré en frictions sur les bras, ou par le moyen des vapeurs mercurielles inspirées : le régime fut en même temps fortifiant ; il survint seulement quelques quintes de toux, suivies de l'expectoration de plusieurs amas d'hydatides. (Bib. méd. cahier de Mai 1812, p. 202.)

On lit dans les annales cliniques, publiées au nom de la société de médecine-pratique de Montpellier (cahier d'Octobre 1813), l'observation suivante. Un homme âgé de 68 ans, avait eu des douleurs de rhumatisme vagues, qui s'étaient fixées ensuite dans la cuisse et la jambe gauches. Il lui survint à l'aine une petite tumeur qui disparaissait par fois. Après quelques années, cette tumeur devint considérable, et fut accompagnée de douleurs profondes qui répondaient dans la région lombaire gauche ; tout à coup elle disparut, et fut remplacée par un abcès dans la région lombaire, avec de vives douleurs. L'abcès ouvert spontanément, on distingua au milieu d'une grande quantité de pus de bonne qualité, six petites vessies de forme ronde et de différentes grosseurs. Le lendemain et les jours suivans, à chaque renouvellement d'appareil, il sortit un grand nombre de vessies, avec quantité d'une matière *albumino-gélatineuse*, semblable à la raclure que donne le cuir des tanneurs : cet abcès renfermait plus de six cents hydatides.

L'on ne connaît bien jusqu'à présent dans le corps humain, qu'un ver hydatide. WERNER a parlé d'un hydatide solitaire qui a la vésicule cartilagineuse, la queue bifurquée, et qu'on trouve dans le tissu cellulaire des muscles (1). C. SULZER fournit la description d'un hydatide bicorne, ovale, rénitent, renfermé dans une vésicule membraneuse, ayant la tête hors de la vessie, qu'on rencontre dans les intestins de l'homme (2). FISCHER (3), GOEZE (4), TREUTLER (5), MALPIGHI (6), LINNÉ (7), etc. parlent aussi de *l'hydatis finna*, ou *tœnia hydatigena*, *tœnia cellulosa*, *vesicaria finna*, *tœnia finna*, qui existe dans le tissu cellulaire interposé dans les substances charnues de l'homme et du cochon.

QUATRIÈME GENRE.

VERS PLATS.

Les Ténia.

Ne voulant point sortir des bornes que je me suis prescrites dans le sujet que je dois traiter, je ne parlerai

---

(1) *Verm. intest. continuat.* 11, *p.* 2.

(2) Dissertation sur bicorne rude, tab. 1 et 2.

(3) *In Werneri verm. int.* Cent. 3, p. 65, tab. 5, f. 1 et 9.

(4) Neveste entdeck. dass. die finnen. Blasen Würmer sind. hall. 1784.

(5) *Observatio pathologica anatom.* p. 26, n. 7, tab. 4, f. 4 et 10.

(6) *Opera posthum.* Lond. 1697, p. 84.

(7) *Syst. nat.* p. 3063, n. 27.

point de nombre de ténia qu'on trouve dans les intestins de divers animaux à vertèbres ; je vais décrire seulement deux espèces de ténia de l'homme, comme plus intéressantes : je veux dire le ténia armé, et le ténia non armé, que BRERA nomme ainsi, suivant la division générale que BLOCH à adoptée dans son ouvrage précieux. Je sais que des hommes illustres, croyant voir des caractères particuliers, ont voulu en faire un grand nombre d'espèces : mais pourquoi multiplier les êtres sans nécessité ? HIPPOCRATE et les anciens n'en ont reconnu qu'une espèce. WERNER a réfuté néanmoins cette erreur par l'autorité des auteurs et sa propre expérience (1).

PREMIÈRE ESPÈCE.

Le Ténia armé.

Ténia cucurbitin de Pallas ; Tœnia solium, le ver solitaire.

Ce ver qui a fait naître tant d'opinions parmi les savans, parvient quelquefois à une longueur prodigieuse, à 40, 50 mètres, et au delà, s'il faut en croire des auteurs dignes de foi ; de sorte qu'on ne peut la déterminer d'une manière fixe, non plus que sa grosseur, qui a été par fois exagérée. Il est quelquefois noué ; WERNER y a remarqué un triple nœud. Je crus un jour l'observer dans les intestins d'un lapin ; à la vérité, il commençait à tomber en putréfaction, et je ne pus pas retirer de l'inspection microscopique tout l'avantage que j'aurais désiré. Il paraît certain qu'il ne vit que dans le corps humain.

____

(1) *Vermium intestin., præsertim tœniæ humanæ, brevis expositio*, pag. 19, Lipsiæ.

Le ténia dont il est ici question, a la tête garnie de
petits crochets en forme de couronne; on y observe avec
le microscope une trompe , quatre papilles , petites
bouches ou suçoirs, qui sont les orifices de quatre conduits
latéraux et nourriciers qui parcourent toutes les articulations de son corps. Il a le cou long et grêle ; il est
blanchâtre , et a les anneaux plus ou moins rapprochés ,
presque cartilagineux , même engaînés les uns dans les
autres. J'ai eu la satisfaction d'en conserver un fragment
de dix pieds de long, avec la tête, que j'ai examiné attentivement à l'excellent microscope d'un de mes collègues ,
qui , livré tout entier à l'étude de l'histoire naturelle , et
particulièrement à l'insectologie , mérite par ses progrès et son obstination à pénétrer les secrets de la nature ,
une place distinguée parmi les savans. Je lui rendrais
volontiers cet hommage public ; mais j'apprécie trop son
amitié , pour ne pas ménager sa modestie.

M. BONNET distingue le ténia armé par ses longues articulations : on a cru pendant long-temps qu'il existait
seul dans les intestins humains ; c'est une grande erreur.
Il est hors de doute que non-seulement il y en a souvent
un grand nombre , mais encore d'une espèce différente.
De célèbres naturalistes ont démontré les deux sexes , et
prouvé par des expériences que ce ver est ovipare ; mais
on a cherché en vain son origine , et nous n'avons rien de
satisfaisant à cet égard. On a bâti différentes hypothèses
plus ou moins invraisemblables. BUCHAN , dans sa médecine domestique , croit que les œufs entrent avec le lait
des nourrices dans le corps des nourriçons , et WAGLER ,
d'un nom si respectable , a eu la faiblesse de croire qu'ils

y entrent par leur haleine et leurs baisers (1). Je démontrerai le ridicule de cette double hypothèse, au chapitre de la génération des vers.

Ce ténia habite ordinairement dans les intestins grêles de l'homme : la femme y est plus sujette. Les médecins de Vienne m'ont affirmé qu'ils l'observaient souvent dans leur pratique. On l'observe aussi fréquemment en Saxe, et presque dans toute l'Allemagne, quoiqu'il n'y ait certainement aucune nation d'Europe qui en soit exempte. Ce ver cause de cruels tourmens, la mort même. Il n'y a point de ver humain aussi difficile à expulser, et l'on ne peut obtenir de guérison qu'en l'expulsant en entier. Goeze en a expulsé chez des enfans de trois ou quatre ans. Il est inutile de dire que les vers qu'on appelle vulgairement cucurbitins, ne sont point proprement des animaux, mais seulement des nœuds ou des articulations du ténia, qu'on a appelé mal à propos cucurbitin, parce qu'on a cru anciennement qu'il était formé d'un assemblage de ces prétendus vers cucurbitins qui n'existent point dans la nature.

DEUXIÈME ESPÈCE.

Le Ténia non armé.

C'est le ténia large de l'homme (*tœnia lata.*) Il a le corps rubané ; il a les articulations courtes, et est visiblement sans crochets : voilà les deux caractères essentiels qui le distinguent du ténia armé. Quant aux autres

____

(1) Naturforscher (ou scrutateur de la nature), tom. 14, p. 199.

organes, ils sont à peu près les mêmes. Il est blanc, plat.
Comme le précédent, il varie dans sa grosseur, sa longueur
et sa largeur ; il a de même les quatre papilles latérales,
la trompe, et non la couronne de crochets.

Cette espèce est plus commune en Suisse et en Russie,
et plus facile à expulser. Le docteur VIEWEG assure que
le ténia est très-commun à Pétersbourg et aux environs :
on croit que la saison la plus favorable pour le chasser,
est le printemps, parce que c'est à cette époque qu'il
change de peau, et qu'il est par conséquent plus sensible
à l'action des remèdes.

Il suffit, dans l'art de guérir, d'avoir les caractères
extérieurs qui puissent faire reconnaître les vers si nui-
sibles à l'homme. Je laisse aux naturalistes le soin de
pénétrer dans leur structure intérieure, et d'en observer
l'entière organisation. C'est dans ces principes que j'ai
décrit les espèces de vers qui vivent particulièrement dans
les intestins de l'homme, sans m'occuper des vers qui du
dehors entrent dans notre corps, parce qu'ils ne lui sont
point propres d'après les vues de la nature, non plus que
de ceux qui attaquent extérieurement les diverses parties
du corps, quoiqu'on puisse souvent en assimiler le genre,
par analogie, ou par un examen plus attentif. Je m'abs-
tiendrai par conséquent de parler ici des vers qui s'introduisent par la peau ; l'on en connaît deux espèces très-
dangereuses, qui heureusement ne sont point indigènes. La
première est la furie (*furia infernalis*, germanicè,
hollen furie), dont la piqûre est noire aussitôt. La démangeaison est très-forte ; il succède une douleur atroce ; la
gangrène, des défaillances, le délire ; la mort, si l'on

n'extrait promptement le ver , ayant encore soin de couper la chair qu'il a touchée (1). La seconde espèce est le dragonneau , *dracunculus persorum*, ou *vena medinensis*. Il vit en Amérique et dans l'Asie méridionale. M. Vieweg prétend , avec Weikard , qu'il existe en Russie et dans quelque parties de la Pologne. Il a 12 pieds de long , et pénètre douloureusement dans la chair de ceux qui marchent nu-pieds. On ne parvient à le faire sortir que dans l'espace de 30 ou 40 jours, par le moyen d'une dissolution de muriate de mercure corrosif. Voy. Linn. S. N. ed. Gmelin.

Les Grecs , les Arabes , les Italiens , les Allemands , les Français, des hommes de toutes les nations, ont écrit , ou sur les vers humains seulement , ou tout à la fois sur ceux des bêtes. Les Allemands se sont distingués , plusieurs se sont illustrés , et sont du plus grand secours à ceux qui se livrent à l'étude de cette partie de l'histoire naturelle. Parmi tous ces divers auteurs , nous devons recommander Redi , Valisneri , Van-Doeveren , Pallas, Bloch , Goeze , Van-Den-Bosch , Werner , Roederer et Wagler , Van-Phelsum , Andry , Linné , Brera , Muller , Bonnet , Plater , Tyson , Klein , Walter , Hofmann , De-Haen , Leuwenhoeck , Rosen , Leclerc , Néedham , Blumenbach , etc. dont les ouvrages sont très-avantageusement connus.

____

(1) Salunder, *nova acta Upsal*, 1 , n. 6.

CHAPITRE II.

De la génération des Vers dans le corps humain.

Les anciens ont attribué la faculté génératrice des vers des intestins, à la simple putréfaction, sans parler même d'aucune fermentation vitale. C'est la génération équivoque à laquelle la théorie d'Hippocrate semble se réduire. Fernel prétend que les vers s'engendrent d'une pituite épaisse et lente, corrompue et préparée dans les intestins ; qu'ils y reçoivent la vie par la grande chaleur. Quelques philosophes admirent l'accouplement, et plus instruits par de nouvelles expériences, ils prétendirent que les vers intestins s'engendraient de la semence de leurs pères, comme les autres animaux, par la fécondation des œufs, ou autrement. L'on n'a pu croire que l'accouplement fût toujours nécessaire, d'après l'expérience faite sur des poissons dont les femelles reçoivent l'*aura seminalis* du mâle par l'eau qui lui sert de véhicule, et la découverte de Werner dans ses recherches anatomiques sur le ténia, qu'il a reconnu hermaphrodite ; de sorte qu'il féconde ses propres œufs, semblable aux grenouilles qui fécondent ainsi, d'après les belles expériences de Spallanzani.

Leuwenhoeck et sa secte, armés de microscopes, ont pensé qu'il existait une infinité d'animalcules dans tous les corps de la nature ; que ces animalcules ou leurs œufs s'insinuaient dans le corps, et y prenaient la forme de vers humains : mais il fallait avoir recours à la métamorphose. Il est clair que chaque ver provient de l'œuf d'un ver de son espèce, ainsi que tous les autres animaux ; c'est une loi invariable de la nature, démontrée par les observations de Stéeneveld sur un ulcère vermineux, de Ruysch, de Linné et de Rosen sur les vers mouches. M. Chevreul, médecin de l'hospice de la maternité à Angers, a observé aussi des larves de mouches sorties de l'oreille d'un enfant qui avait un écoulement purulent par le conduit auditif. Une de ces larves, conservée dans un verre avec de la chair de bœuf, se changea bientôt en une nymphe, de laquelle on vit éclore une mouche, (*musca carnaria.* L.) En effet, si les vers des intestins provenaient des œufs des mouches, ils se changeraient ensuite en mouches : car de l'œuf d'une mouche vient une mouche, de l'œuf de poule un poulet, etc., et un ver produit un autre ver.

Valisneri, Andry, et autres philosophes naturalistes, ont cru que les vers et leurs œufs sont aussi anciens que l'homme, et que la semence des vers intestinaux est par conséquent dans tous les hommes, et se transmet à leurs enfans ; mais que la génération n'a lieu que dans les circonstances favorables, quelquefois plus favorables à une espèce qu'à une autre. Les voilà héréditaires : c'est l'opinion qu'a adoptée le célèbre Bloch dans son ouvrage couronné par la société royale des sciences à Copenhague. Il affirme que les vers des intestins de l'homme ne vivent qu'en nous ; que la semence des vers est innée aux animaux ; que leur véritable destination est de vivre

dans les intestins , et qu'ils forment une classe particulière dans le règne animal.

HARVÉE avait pensé que tous les animaux provenaient
d'un œuf, suivant l'adage *nullum vivum nisi ex ovo* ; et
les modernes ont prétendu , du moins c'est l'opinion la
plus généralement répandue , que la pituite offre une
matrice propre à recevoir et à faire éclore les œufs
dont on suppose que proviennent les vers qui se forment
dans le corps humain. Ces œufs , disent-ils , sont dans
l'air, dans l'eau, ou avec les alimens : c'est celle qu'adopte
VAN-DOEVEREN , non comme démontrée , mais comme
probable ; il admet que les vers des intestins , comme les
vers externes , éclosent des œufs ou des animalcules que
nous avalons en buvant ou en mangeant , ou que nous
recevons avec l'air en respirant , ou par d'autres voies ,
et enfin que l'homme n'en peut être exempt ; que ces
vers ne proviennent point de toute sorte d'insectes indé-
terminés , qui doivent changer de nature pour devenir
vers humains, mais de petits vers ou œufs de leur espèce,
qui déposés dans les intestins où ils trouvent les conditions
les plus favorables , avec des alimens en abondance , et
un nid convenable, s'y régénèrent en vers de leur espèce.
Ces vers , selon lui , peuvent se reproduire dans les premières voies ; et de plus, leurs petits œufs , chassés avec
les excrémens , et déposés sur des plantes utiles à notre
nourriture , peuvent donner encore l'origine à d'autres
vers en repassant dans les premières voies.

Il est des moyens faciles de réfuter ce dernier système :
d'abord , l'observation prouve que des enfans qui n'ont
pris que le sein de leur mère, des nouveaux nés , ont des

vers.

vers. Hippocrate et autres en ont trouvé dans le fœtus : c'est un argument très-fort, à mon avis, contre cette dernière opinion, mais dont on pourrait tirer un grand avantage en faveur de celle de Bloch, Valisneri, etc.

On pourrait former aussi bien une nouvelle hypothèse, par analogie, d'après les expériences très-curieuses de Bonnet sur les vers aquatiques, qui, comme les polypes d'eau douce, se reproduisent dans chacune de leurs parties. Le docteur Consbruch dit avoir observé une organisation vivante, qu'il a envoyé dans l'esprit de vin au professeur Hecker. Cette production ou masse vivante était de la grosseur du poing, et avait été rendue après l'usage de la limaille d'étain administrée contre le ténia, et se composait d'une quantité innombrable de vers semblables à des polypes, qui se remuaient avec beaucoup de vivacité plusieurs minutes après leur sortie du corps. On pourrait donc supposer, dis-je, que les vers intestinaux se multiplient par bouture à la manière des vers aquatiques, suivant l'ordre des lois primordiales ; mais ce serait parler de la manière dont ils se multiplient, et non de leur origine, c'est-à-dire, de leur origine primitive. Hasardons quelques idées, et voyons, autant que les bornes de l'esprit humain peuvent s'étendre, dans les replis de la nature. Dans nos recherches, si nous ne pouvons point avoir de certitude, nous nous attacherons du moins à accumuler le plus grand nombre de probabilités. Dans un grand nombre d'hypothèses plus ou moins invraisemblables, nous en créerons une nouvelle qui sera peut-être plus conforme aux lois de la nature, et approchera plus de la vérité. Quelle est donc l'origine des vers des intestins ?

B

Je vais m'occuper particulièrement du sytème des œufs, et en suivant la division de VAN-DOEVEREN en vers exter- nes et internes, nous devons comparer ceux du dehors à ceux qu'on trouve dans le corps humain; c'est néces- saire pour fixer nos idées sur l'origine des vers intesti- naux. Il est reconnu, comme principe certain, que les vers intestins sont d'une espèce particulière ; qu'on ne les trouve que dans notre corps , d'après l'assertion de BLOCH, et de MULLER, qui s'est immortalisé dans l'histoire naturelle des vers, ce qui n'est pas conforme à la manière de voir de LINNÉ, qui a voulu que les vers ronds , les lombricoïdes, fussent les mêmes que les vers de terre: mais REDI et VALISNERI ont trouvé leur structure diffé- rente, et PALLAS a découvert de grandes différences dans les organes de la génération ; ils ne peuvent donc point provenir des œufs qui s'introduisent dans notre corps ; puisque la terre, l'eau ni les plantes n'en offrent point qui soient parfaitement semblables. Les nouvelles obser- vations ne laissent aucun doute dans cette partie de l'étude de la nature : ils ne vivent d'ailleurs qu'en nous, et meurent bientôt au dehors ; il semble même, par leur structure , que la nature les a destinés à vivre dans les instestins. BLOCH a même fait des expériences qui prou- vent qu'un ver propre à un animal , ne peut point se déve- lopper, se multiplier dans le corps d'un autre animal ; il a observé de plus que chaque classe d'animaux, et même plusieurs espèces , ont leurs vers particuliers , quoi- qu'ils habitent ensemble, et prennent la même nourri- ture. BRERA , qui ne partage point cette opinion , fidèle à son système , croit que les œufs des vers qui demeurent dans-les viscères des animaux, se développent par quelques circonstances dans le tube intestinal humain, et que de cette manière nous pouvons être en proie à des vers qui ne *sont* point propres à notre espèce.

Les partisans du système ovaire ne révoquent point en doute les organes de la génération des vers qui n'étaient point connus des anciens, et pensent qu'ils doivent subir les lois communes de la génération, lorsqu'une fois les œufs sont introduits dans le corps humain par l'air, la boisson, les alimens, même par la puissance attractive des vaisseaux absorbans; ils font passer les œufs dans le torrent de la circulation ; ils les déposent dans les différentes parties du corps ; ils font éclore les œufs, et développent les germes dans l'utérus de la mère, pour les transmettre au fœtus avec le sang maternel. BRERA va jusqu'à avancer, avec beaucoup de subtilité, que les germes vermineux sont transmis par la mère à son fils dans la masse des humeurs, de la même manière qu'elle lui transmet les particularités de ses traits et ses propres inclinations.

Si le système ovaire était vrai, dit BLOCH, on trouverait les mêmes espèces de vers chez tous les animaux qui sont dans la même contrée, et usent de la même nourriture ; mais l'expérience prouve le contraire, puisqu'on ne trouve le ver à queue (*trichuris*) que chez l'homme, et le ver vésiculaire social ailleurs que dans la brebis. J'avoue que cet argument me paraît sans réplique ; mais je n'ai pas la même facilité à condescendre à son opinion, lorsqu'il prétend qu'il est probable que les œufs, infiniment petits avant leur développement, de manière qu'ils ne peuvent être sensibles à l'œil par le meilleur microscope (1), peuvent être portés par la circulation dans les parties qui n'ont aucune communication avec les intestins; et il le présume, parce que plusieurs médecins ont vu dans différentes parties des animaux, des vers qui ne séjournent ordinairement que dans le tube intestinal : mais tous les vers ne sont pas ovipares ; il faudrait donc faire voyager les ascarides vermiculaires à la manière des œufs. C'est une hypothèse purement gratuite qui nous marque sans doute les bornes de la science théorique ou de l'esprit humain.

Mais comment expliquer la présence des vers dans les différentes parties du corps ? BAGLIVI a vu un ver long, noir, et encore en vie, dans le péricarde à l'ouverture d'un cadavre. SENAC a trouvé des vers dans le cœur (2). RUYSCH en a trouvé de différentes formes dans les glandes, dans le cerveau, dans la vésicule du fiel et le conduit cystique, dans les reins, dans le parenchyme du foie (3). DUVERNEY dit avoir vu un ver lombric, long d'environ quatre pouces, dans le sinus longitudinal supérieur du cervean d'un enfant mort dans les convulsions ; et pour qu'on ne présume pas que ce fût une concrétion polypeuse, il a le soin de prévenir qu'il vécut plusieurs heures (4). L'on trouve une pareille observation dans les éphémérides des curieux de la nature. MERCURIAL a ren-

____

(1) Traité de la génér. etc. pag. 101.

(2) Traité de la structure du cœur, de son action et de ses maladies. Paris 1774, tom. 2, pag. 437.

(3) Obs. anat. chir. n.° 64, pag. 83.

(4) Hist. de l'acad. des sciences, l'an 1700, pag. 39.

contré des vers dans l'utérus (1) ; plusieurs auteurs attestent le même fait. Léclerc nous fournit l'observation d'un ténia sorti de l'utérus d'une femme (2). Redi et Andry ont observé des vers dans les mameles , dans le poumon, etc. On en voit généralement dans toutes les parties du corps , dans la substance même du cerveau et des viscères.

Ruysch , qui n'a pas pensé d'ailleurs comme Harvée ou ses prosélites , ne voit pas par quelles voies les vers ou leurs œufs se seraient introduits dans le corps , ni par les pores de la peau , ni par les organes de la respiration, ni même par la bouche , parce qu'ils ne pourraient point se conserver intacts dans le travail de la digestion , d'autant que les vaisseaux chylifères ne pourraient permettre. le passage à ces œufs. *Adde* , dit-il , *quod nullus mortalium unquam ejusmodi vermes extrà corpus viderit.* Van-Swieten est bien persuadé aussi que les vers humains sont d'une espèce particulière ; il ajoute que des hommes célèbres ont vu des insectes vivipares en été , et ovipares en automne , et d'autres qui multipliaient leur espèce sans communiquer avec leurs semblables (3).

On ne conçoit pas en effet que les œufs ou les vers puissent parvenir des intestins aux parties les plus éloignées , sans qu'il y ait aucune lésion , ni que les œufs puissent être chariés dans le torrent de la circulation , pour être déposés ensuite , par les vaisseaux capillaires ,

---

(1) *De morbis mulierum* , lib. 4 , cap. 2.

(2) *Hist. nat. et med. latorum lumbricorum* , etc. pag. 188. *Genevæ.* 1715 , in-4.°

(3) Tom. 4 , pag. 615 , *edit.* 3 , *Parisiensis.*

dans le tissu cellulaire , dans la propre substance des viscères , encore moins qu'ils puissent être transmis de la mère au fœtus. Or, les vers qu'on trouve dans le tissu des organes et chez les fœtus , ont-ils pu se produire autrement que par une génération spontanée ? C'était , je crois, l'opinion de GRIMAUD , un des professeurs les plus distingués de l'ancienne université de Montpellier, qu'une mort prématurée a enlevé aux sciences au moment où ses talens rares auraient probablement donné une nouvelle face à la science médicale. L'on est porté naturellement à croire que le principe de vie dirige alors ses forces sur la matière muqueuse avec des modifications propres à l'animalisation ; car si l'on voit que les fièvres mésentériques pituiteuses se compliquent très-souvent avec des affections vermineuses, c'est que toutes les substances muqueuses ou glutineuses sont éminemment susceptibles d'organisation ; en sorte que la matière muqueuse peut s'animer, s'organiser, et donner des êtres vivans qui diffèrent selon le degré ou le mode de décomposition. (BIANCHINI et VAN-DEN-BOSCH ont vu en effet de petits vers dans la matière muqueuse , en l'examinant de près avec la loupe.) Une chose vraiment remarquable , d'après les observations de NÉEDHAM , c'est que cette matière glutineuse présente dans sa décomposition deux périodes fort différens , l'un affecté à la production du végétal , et le second à celle du règne animal ; et nous observerons que les premiers actes de la force digestive sont marqués par la production des acides , et que les actes , à mesure qu'ils se répètent , tendent de plus en plus à produire des alcalis ; de sorte que l'état d'alcalescence est le terme vers lequel tend l'animalisation , et qu'une substance est d'autant plus animalisée, qu'elle contient plus d'alcalis, et que les alcalis sont plus développés.

Si nous nous arrêtons sur les merveilles microscopiques que le médecin sage ne doit recevoir qu'avec beaucoup de circonspection, nous voyons que LEUWENHOECK affirme qu'il existe des vers ou animaux spermatiques , malgré l'opposition de VALISNERI ; (*Jactatum est communi proverbio unam hirundinem non inducere ver. Si dominus VALISNERI mihi adversatur , mille habeo sententiæ meæ fautores*) (1) et l'immortel BUFFON décide avec son éloquence persuasive , que les corps en mouvement que présente la liqueur séminale , ne sont point de véritables animaux ; que ce sont des êtres particuliers qui composent proprement le fond de la nature vivante , et qui , doués d'une énergie toujours subsistante , forment par leur union ou leur agrégation, les animaux ou les végétaux. Mais nous remarquerons encore avec NÉEDHAM , que ces corps en mouvement ne préexistent pas dans la semence ; qu'ils sont bien évidemment des produits de sa décomposition , et qu'ils se trouvent dans toutes les parties du corps. Cette décomposition a toujours lieu par une force végétative qui précède la force animale , d'après l'observation de MALPIGHI sur l'espèce de mousse dont se couvrent les substances animales avant de se corrompre.

Il est probable que les végétaux contiennent aussi cette partie gélatineuse propre à l'animalisation ; qu'elle est moins énergique , mais qu'il suffit de certaines modifi-

---

(1) *Opera omnia , seu arcana naturæ*, epist. 18, pag. 164.

cations dans cette opération importante , toujours subor-
donnée aux lois générales , pour produire des corps organisés. L'on pourrait citer pour exemple les vers rongeurs
qu'on trouve dans le cœur du bois sans aucune avenue.
Tout vit dans la nature , les végétaux , les minéraux ,
chacun à sa manière. Il n'y a qu'un règne vivant , et si
l'on a divisé les productions de la nature en trois règnes,
ç'a n'a pas été pour leur refuser la vie qui leur est propre.
Il n'y a que des modifications qui nous empêchent d'a-
percevoir les mouvemens de la vie dans certains corps ,
quoique nous puissions parvenir à cette connaissance par
le changement continuel qu'ils éprouvent, puisqu'ils ont
un terme pour leur durée , ainsi que les animaux.

Le célèbre Muller nous apprend dans ses expériences,
que toutes les fois qu'il a fait macérer des substances animales et végétales , il a vu se former une pellicule vésiculaire qui a présenté autour, en l'observant de près ,
de petits globules cristallins qui ressemblaient parfaitement à des animaux , et il est revenu à ses observations
microscopiques. C'est ainsi qu'il s'exprime : *Vidi tunc
quod pridem incredulus , et ante me illustres Néedham et
Wrisberg , vesiculas globulares pelliculæ , seu punctula mi-
nima, qualia in et circà fragmenta pelliculæ in figuris 1, 2, 3,
clarissimi Wrisberg videre est , unum post alterum , et
quædam simul à pellicula secedere , tremere , et mobilia
fieri , motumque-sensim adeo augeri ut brevi in varias di-
rectiones discurrerent, partes nempe animales et vegetabiles
per decompositionem resolvuntur in pelliculas vesiculares ,
quarum vesiculæ seu globuli, in objecta per series excurren-
tes , telamque araneosam fingentes sensim à massa com-*

muni laxati reviviscunt , et animalia infusoria agunt (1).
C'est pourquoi il pense que la matière nouvellemeut com‑
binée dans ses élémens , forme , par la volonté du Créa‑
teur , de nouveaux corps vivans , selon les circonstances ,
et qu'il s'établit un cercle continuel d'organisation et de
désorganisation dans la nature entre les corps vivans et la
matière brute , ou les élémens qui les composent ; que ces
élémens conservent sans doute un mode de vie particulier
qui leur est propre. C'est ici que viennent se placer na‑
turellement les réflexions de l'illustre Bonnet , lorsqu'il
considère le monde physique : « Mais si ces globules sont
» de véritables animaux , comme on peut raisonnablement
» le conjecturer , quelle magnificence dans le plan de la
» création terrestre ! quelle grandeur , quelle profusion ;
» quelle complaisance à organiser la matière , et à mul‑
» tiplier les êtres sentans ! Nous voyons les animaux ré‑
» pandus sur toute la surface de la terre , dans toute
» l'étendue des eaux, et jusque dans les vastes contours de
» l'atmosphère. La *mite* , comme *l'éléphant* ; le *puceron*,
» comme *l'autruche* , *l'anguile* du vinaigre , comme la
» *baleine* , ne sont qu'un composé d'animaux ; toutes leurs
» liqueurs en fournissent , tous leurs vaisseaux en sont
» semés.

» Ce n'est pas tout encore, les végétaux eux-mêmes , et
» jusqu'à leurs moindres parties , ne sont qu'un tissu
» d'animaux : depuis le *champignon* jusqu'à l'*orme* ,
» depuis la *mousse* jusqu'au *sapin* , depuis le *lichen* jus‑

---

(1) *Hist. verm. terrest. et fluv. seu animalium infuso‑*
riorum, pag. 20 et 21 , *edit.* Lipsiæ 1773.

» qu'au *chêne* , tout n'est qu'animalcule et qu'être
» sentant (1). »

Le cadavre ne conserve-t-il pas des caractères d'une
vitalité permanente dans sa décomposition ? et de plus, le
mode de décomposition ne se trouve-t-il pas lié , par certains rapports , avec l'état de vie ? Buffon a publié un
mémoire du médecin Moublet, qui contient un phénomène
digne d'être observé. Un homme extraordinairement
adonné à la boisson, mourut, assez jeune, d'une hydropisie
ascite produite évidemment par son intempérance. Le
cadavre fut déposé dans une fosse , et recouvert de terre ;
quelque temps après , on le retira de cette fosse , pour le
transporter dans un caveau. On vit que le cercueil était
rempli d'une quantité prodigieuse d'insectes absolument
analogues à ceux qui se forment dans la lie du vin. Long-
temps encore après que le cadavre eut été transporté dans
le caveau , on remarqua une grande quantité de ces insectes qui sortirent à travers les fentes des pierres dont le
caveau était recouvert ; en sorte que ce corps qui était
pénétré et abreuvé de vin, pour ainsi dire, se décomposait
de la même manière que le vin , donnait les mêmes
produits , et fournissait les mêmes êtres vivans. Ce fait
prouve encore que les alimens conservent leurs qualités
vivantes dans notre corps , s'ils ne sont point parfaitement
altérés par les forces digestives , parce que le chyle qui
en provient ne forme point une masse homogène , et
qu'il ne peut être par conséquent assimilé à nos humeurs
que d'une manière très-imparfaite. C'est sans doute cet
état que Van-Helmont appelait *vita media*.

-----

(1) Corps organisés, tom. 1 , §. 131.

On ne doute plus aujourd'hui que les hydatides soient vraiment des productions animales que PALLAS appelle *tœniæ hydatodes*. On ne sait pas comment ces vers se reproduisent ; mais ils vivent dans les parties les plus lymphatiques.

Si nous admettons le principe qu'on ne peut méconnaître, la *nature* d'HIPPOCRATE, *l'archée* de VAN-HELMONT, *l'impetum faciens* de BOERHAAVE, le principe vital, en un mot, savamment développé par un de ces hommes rares dont le nom est gravé au coin du génie, par le célèbre BARTHÉS, qui fait du principe vital un être distinct du corps et de l'ame, lequel est au physique ce que l'ame est au moral, et qu'on ne peut connaître *à priori*, mais dont l'existence est bien prouvée par un grand nombre de phénomènes qu'il présente. (Voyez ses nouveaux élémens de la science de l'homme.) Si nous admettons, dis-je, d'après notre manière de voir , que la matière muqueuse s'organise suivant le mode de décomposition, et par sa nature vivante, et par l'action du principe de vie qui pénètre et vivifie toutes les parties du corps humain ; et animalise le chyle , nous pourrons expliquer la présence des vers dans les intestins d'un enfant mort avant de naître , et généralement dans toutes les parties du corps , sans avoir recours à l'hypothèse des germes préexistans que MULLER et le baron de RUSWORM ont reconnue , d'après les observations variées, inapplicable aux animalcules qui naissent dans les infusions, et aux productions vivantes analogues ; nous expliquerons de même les divers phénomènes de la nature, tels que les gales vermineuses , les crises vermineuses sur la surface du corps , l'apparition même des poux sur l'organe de la peau , dans quelques maladies , que nous devons aussi rapporter aux mouvemens critiques.

Lorry pense que ces insectes ne séjournent et ne prennent de forces dans l'organe de la peau , que dans certaines circonstances qui peuvent fort bien dépendre de l'état d'organisation de nos humeurs. Le célèbre Hunter , membre de la société royale de Londres , a examiné attentivement , au microscope , un insecte qui produit la gale. On trouve souvent dans les gales anciennes , l'*acarus scabiei* (la mite de la gale.) Plusieurs écrivains pensent qu'elle est la cause de la gale. Voyez le tableau élémentaire de l'histoire naturelle des animaux, par le savant Cuvier , Paris 1798, in-8°. L'illustre M. Fouquet, médecin consommé dans l'art de guérir, me fit l'honneur de me dire un jour, qu'il avait vu à l'hôpital militaire de Montpellier des crises vermineuses à la suite des fièvres intermittentes, c'est-à-dire , des vers sur toute la surface du corps ; il a même vu un soldat qui avait des pustules remplies de vers sur sa figure. Sur le soupçon du vice vénérien, il lui administra le traitement mercuriel, qui suspendit cette génération vermineuse , laquelle reparut ensuite. On connaît l'observation d'un prêtre qui , frappé de la foudre , fut aussitôt couvert de vers qui rongeaient toute la périphérie de son corps.

M. Fouquet a encore vu dans une affection cutanée, les poux sortir en abondance de l'organe de la peau , et M. Lavaud a consigné dans le journal de médecine, l'observation d'un malade chez qui la transpiration était par fois visqueuse et fétide : lorsque cette dernière avait lieu , toute la surface du corps se couvrait de poux.

De pareils phénomènes tiennent sans doute à la nature vivante , à cette force d'organisation vitale dont la matière muqueuse est douée par excellence. Il paraît donc hors de doute que de toutes les hypothèses émises jusqu'à ce jour , celle-ci doit être la plus vraisemblable , parce qu'elle sert à expliquer le plus grand nombre des phénomènes du corps humain. BLOCH penche lui-même vers cette génération spontanée , malgré sa décision en faveur de la semence des vers des intestins innée aux animaux , lorsqu'il nous dit que si les brebis ont un pâturage humide , la bile devient aqueuse , le foie se gonfle , et les vers qui s'y engendrent y font des ravages , et qu'elles se rétablissent en pâturant dans un endroit sec , ou dans les endroits où croît la bruyère. Il n'est pas par conséquent de l'avis de SCHÆFFER et de LINNÉ , qui croyaient que ces bêtes avalaient les vers.

On aimera peut-être mieux faire rentrer l'origine primitive des vers de l'homme , dans la grande création de tous les êtres. Je conviens que les opinions précédentes , et celles qu'on peut former sur cette matière , ne peuvent être entièrement satisfaisantes , et seront toujours susceptibles d'objections , parce que tout ce qui touche la génération est dogme en médecine , et qu'il est dans la nature tant de questions qu'on ne peut résoudre. Nous allons ne nous occuper que du développement et de l'expulsion des vers des intestins de l'homme.

CHAPITRE III.

Des signes des Vers.

JE ne parlerai que des signes des vers des intestins ,
parce que je ne dois pas m'occuper des vers externes qui
viennent le plus souvent du dehors ; ceux-là ont des
signes propres aux organes qu'ils affectent , ou relatifs à
l'affection sympathique , tels que les dentaires , les auri-
culaires , les cutanés , les ophtalmiques, etc. dont ANDRY
fait une longue énumération.

Les signes des vers peuvent dépendre d'autres causes ,
et ne sont pas par conséquent équivoques. Il est des
malades qui ont des signes de vers sans rendre des vers ,
et d'autres qui évacuent des vers sans en avoir offert aucun symptôme. Nous ne devons donc reconnaître aucun
signe certain , si ce n'est leur expulsion ; mais une réunion
de quelques symptômes parmi ceux que nous allons in-
diquer , peut porter une certaine persuasion qui décide
l'homme de l'art , et fait croire à la présence des vers.
Il en est dans le nombre qui ne laissent presque point de
doute au médecin habile qui s'est fait une habitude
d'observer les maladies vermineuses.

Les vers des intestins ont des signes communs ; ils en
ont de particuliers qui présentent quelque chose de plus
positif.

Les signes communs , parmi lesquels on en trouve
souvent d'opposés , sont en général les yeux tristes et

abattus, quelquefois étincelans ; le visage tantôt rouge, tantôt pâle ; les yeux caves, l'abondance de salive, l'haleine puante, la démangeaison du nez, les grince-mens, le craquement de dents, le dévoiement, les excrémens grisâtres et fétides ; le vomissement de ce que l'on a mangé, une douleur pleurétique, le hoquet ; une sorte d'érosion des intestins, le frisson, la faiblesse, l'inégalité, l'intermittence du pouls (des médecins livrés plus particulièrement à la doctrine du pouls, l'ont observé sautillant, très-irrégulier) ; le gonflement des paupières inférieures, la dilatation des pupilles, les hémorrhagies nasales, les maux de tête fréquens jusqu'au délire ; les mouvemens des lèvres pendant le sommeil, le réveil en sursaut, des inquiétudes nocturnes, la res-piration difficile, des paroles entrecoupées, des cris ; l'épilepsie sans écume à la bouche. (Les vers sont la cause la plus fréquente de l'épilepsie chez les enfans. Thomas CORNELIUS a vu une petite fille attaquée de fièvre lente et de fréquens accès d'épilepsie, qui mourut après de cruelles souffrances. L'autopsie cadavérique ne put faire découvrir d'autre cause de sa mort, que des vers qui lui avaient rongé les vaisseaux du cœur. GAUBIUS a vu un enfant de neuf ans continuellement agité, se renversant tantôt d'un côté, tantôt de l'autre, qui fut parfaitement guéri par les anthelmentiques) : les tiraillemens avec l'absti-nence, le calme que ressent le malade en prenant des alimens, ou après avoir bu un verre d'eau froide ; une toux sèche, convulsive, continuelle ; (c'est par ce signe que FORESTUS fut porté à donner un demi-gros d'aloës, et quelques grains de corail rouge, à une jeune fille

qu'il délivra d'une fièvre quarte opiniâtre par l'expulsion de cinq vers ') : une grande soif , les défaillances , des vertiges , le tintement d'oreilles , les maux de
cœur , le ventre tuméfié , dur ; les tranchées , les borborygmes , rapports et nausées ; l'appétit nul ou extraordinaire , et maigreur en même temps ; la fièvre lente , des
douleurs vagues , piquantes dans l'abdomen , sur-tout à
jeun ; le dévoiement ou la constipation à l'alternative ;
l'urine claire et crue , quelquefois épaisse et trouble ,
avec un sédiment blanchâtre. (Le docteur CONSBRUCH nous
fournit une observation intéressante d'un enfant de trois
ans qui éprouvait des coliques et autres symptômes ; il
rendit une quantité de vers ronds et de glaires ; les accidens cessèrent. Les urines claires et de couleur ordinaire
devenaient, peu après leur sortie, blanches comme du lait,
et fourmillaient d'une infinité de petits vers. DUMONCEAU
rapporte une observation pareille , et le docteur KUHN a
publié sur le même sujet une dissertation intitulée :
Dissertatio de ascaridibus per urinam emissis. Yennæ 1798.)

Les personnes attaquées de vers éprouvent encore quelquefois l'ennui , des anxiétés , la cardialgie , etc. etc : tous
ces divers signes ne sont pas ensemble ; mais on observe
tantôt les uns , tantôt les autres , et le plus ordinairement l'odeur propre aux vers et la démangeaison du nez.

Les vers causent souvent des symptômes plus graves ,
tels que l'aphonie (FORESTUS, PAULINI, ANDRY et autres,
donnent des exemples d'enfans muets ou aveugles des
semaines entières, qui recouvrent la parole ou la vue en
faisant usage des remèdes contre les vers), les syncopes,
les convulsions , des fièvres erratiques , des tremblemens ,

mens, des lipothymies, des coliques violentes; le délire, la paralysie, les terreurs, les peurs pendant le sommeil, l'apoplexie, la catalepsie, la fureur utérine; (j'ai vu une nymphomanie occasionée par les vers. Le docteur Levacher a eu occasion de voir un priapisme qui avait la même cause) : la privation momentanée de la vue, de l'ouïe, la mélancolie, la manie, *la danse de saint vite*, qui fut guérie par Kramer, en expulsant des vers avec l'huile animale de Dippel, si vantée contre l'épilepsie.

Les facultés intellectuelles ne sont pas toujours saines chez les individus attaqués de vers. On a vu plusieurs manies sympathiques causées par la présence des vers. On lit dans le recueil périodique de la société de médecine de Paris, l'observation d'un jeune homme fortement appliqué à l'étude, allant se baigner souvent dans les eaux de la Seine, à l'ardeur du soleil, qui donna des signes d'aliénation, et entra aussitôt dans des accès de fureur. Les saignées, les purgatifs, les bains, les douches, les lavemens, furent employés sans succès. On s'aperçut enfin d'un signe de vers, *le prurit des narines*; on administra des bols de jalap et de muriate de mercure doux, l'infusion de fougère mâle, de rhubarbe : le malade poussa des selles, avec une grande quantité de vers lombricaux et ascarides. Ces remèdes furent répétés; l'on obtint les mêmes effets. Le calme revint, et ce jeune homme jouit du libre exercice de ses facultés intellectuelles. Il n'y a point d'affections connues, ni de smptômes spasmodiques dont les vers ne puissent être la cause.

M. Savy, médecin à Lodève, a vu une céphalalgie chronique guérie par l'expulsion d'un ténia. La douleur

C

avait succédé subitement à une violente cardialgie ; elle
augmentait par la diète ; le malade éprouvait du mal-aise,
accompagné de nausées ou de vomissemens glaireux. Un
verre d'eau froide calmait aussi la douleur : ces indices
étaient bien propres à faire soupçonner, sinon le ténia,
du moins des vers dans les intestins. Le malade fit usage
de l'huile de *palma christi*, d'une tisane de fougère
mâle, et du remède de madame NOUFFER, qui le délivrèrent, à différentes reprises, de plusieurs sections de
ténia, dont une extrémité fit voir la tête de ce même ver.
En effet, trois jours après cette dernière évacuation, la
céphalalgie et tous les symptômes cessèrent entièrement ;
mais le malade rendu à son état de santé ordinaire, les
facultés intellectuelles, très-énergiques dans la maladie,
rentrèrent dans leur premier état de faiblesse naturelle.
M. ALBERT, médecin à Saint-Chinian, a publié dans le
même journal (1), l'observation d'une fille âgée de 17 ans,
non réglée, qui éprouvait les symptômes hystériques au
plus haut degré. Les anti-spasmodiques, les bains, et tous
les emmenagogues connus, avaient été employés sans succès, lorsqu'elle rejeta, par le vomissement, un corps de
la grosseur d'un œuf de poule, qui fut jeté sans aucun
examen préalable : dès-lors la menstruation eut lieu
sans difficulté, et la santé de cette jeune personne fut
entièrement rétablie.

Il est fâcheux qu'on n'ait pu examiner ce corps, qui
n'était probablement qu'une conglomération, ou amas de

----

(1) Annales cliniques, par la société de médecine pratique de Montpellier, cahier de Janvier 1812.

vers et de matières vermineuses incorporés ensemble. Une extrême maigreur , le resserrement spasmodique de la gorge , la menstruation difficile , ne sont peut-être pas encore les seuls symptômes qu'on aurait pu observer. Du reste, ce qui vient à l'appui de mon opinion , c'est qu'on sait que c'est le propre des vers , et particulièrement du ténia , de jeter le trouble dans les fonctions menstruelles , et de produire des affections spasmodiques , particulières ou générales , qui ne cèdent le plus souvent qu'à l'excrétion de ces divers insectes. Etait-ce un peloton de vers lombrics , d'hidatydes , ou de ténia entièrement roulés sur eux-mêmes , comme j'ai eu occasion d'en voir un , et tels que M. Portal , professeur de médecine au collége de France , les a observés dernièrement , au nombre de deux , réunis en un seul peloton de la grosseur d'un gros œuf de pigeon , à la suite du traitement qu'il a fait subir à une jeune fille âgée d'environ onze ans , et fort exténuée (1) ?

Van-Doeveren ne reconnaît point de signes particuliers aux différentes espèces de vers des intestins ; il pense que les effets des ténia et des vers ronds sont semblables , et qu'ils ne diffèrent que par le degré. Mais il n'est pas moins vrai , comme l'ont avancé Anbry , Brera et autres , que tels symptômes sont naturellement plus propres à telle espèce de vers qu'à telle autre, ne fût-ce , pour certains , qu'à raison des parties qu'ils occupent. En effet , le ver lombric cause des douleurs mordantes , pongitives , particulièrement dans la région ombilicale , des coliques plus

---

(1) Biblioth. méd. Mai 1812 , p. 207.

ou moins fortes , selon le degré de sensibilité ; l'ascaride vermiculaire donne , par son séjour et son mouvement dans les gros intestins , une irritation , un prurit incommode et insupportable à l'anus , parfois des douleurs vives et piquantes , le ténesme.

Les praticiens ne connaissent d'autre signe particulier au tricocéphale, qu'une irritation morbide des intestins, et les affections qui dépendent de cet état , ce qui ne peut nous satisfaire entièrement à cet égard ; ils n'en connaissent point encore aux vers vésiculaires ou hydatides. Les seuls qu'on puisse admettre , sont sans doute les vertiges très-fréquens , le tintement d'oreilles s'ils occupent le cerveau. Brera en a découvert dans le cerveau d'un apoplectique. Morgagni y en a trouvé souvent.

Il n'en est pas de même des ténia ; leurs symptômes particuliers sont les douleurs qu'on ressent à jeun dans la région du foie et dans le voisinage de l'estomac , l'appétit vorace en même temps que le malade maigrit , la lassitude de ses membres , le visage plombé ; l'esprit troublé , l'opiniâtreté des symptômes , l'évacuation de petits corps en forme de graines de citrouille ou de concombre, qu'on voit dans les déjections. Ce dernier signe est infaillible pour faire connaître le ténia armé, cucurbitin ou ver solitaire ; Hipocrate n'a connu que cette espèce. Le ténia présente quelquefois les signes de grossesse.

Les symptômes du ténia armé sont plus intenses, quelquefois mortels. Un signe plus particulier de celui-ci est une tension fréquente du nez qui incommode. On prétend que la musique produit des sensations désagréables chez les personnes attaquées de ténia. Il est possible néanmoins que ces divers symptômes tiennent à toute autre cause. BRERA a vu à la clinique médicale de Pavie, tous ces symptômes n'être que l'effet d'une colique flatulente qui disparut par le régime excitant. On trouve des exemples semblables. M. MATHEY, au contraire, a communiqué à la société médicale d'émulation, l'observation d'une ophtalmie chronique qui avait résisté aux traitemens les plus méthodiques, et finit par l'expulsion d'un ténia provoquée par quelques grains de calomel et de jalap qu'il avait donnés seulement comme purgatif.

Nous voyons que tous les signes que nous fournissent nos connaissances, ne sont jusqu'à présent que des inductions pour juger de la présence des vers humains. Il ne faut donc pas négliger, pour augmenter la masse des probabilités, d'avoir égard, dans le diagnostic, au climat, à la saison, à l'âge, au tempérament, et à la manière de vivre des individus.

Comme chaque maladie a ses symptômes particuliers qui la distinguent essentiellement de toute autre, de manière à ne pas être confondue par un observateur attentif, il serait à désirer qu'il en fût de même dans les maladies vermineuses, sur lesquelles nous ne pouvons établir des règles sures et invariables, parce que, il faut en convenir, cette matière encore neuve exige la plus grande attention de la part du médecin, et laisse à l'observateur un grand champ à parcourir, malgré les recherches utiles et les écrits savans des médecins modernes.

BROWN fait entrer les maladies des vers dans la classe des maladies asthéniques. Le savant professeur, M. PINEL, met les vers des intestins dans la classe indéterminée (1). Mon unique but est d'exposer mes observations médicales ; ce sujet intéresse le médecin, le naturaliste, et tout homme qui est né avec une ame sensible.

Les vers ne présentent donc aucun symptôme certain, toujours le même, d'après lequel on puisse asseoir un diagnostic assuré, si ce n'est l'expulsion de quelque ver qui ne peut laisser aucun doute aux yeux les moins clairvoyans, parce qu'il n'y en a aucun que ce genre de maladies ne s'approprie dans différentes circonstances.

S'il est de la plus grande importance dans la pratique de la médecine, de parvenir à la connaissance des causes des maladies par des recherches non interrompues, il ne l'est pas moins de scruter dans celles-ci, avec le plus grand soin, tous les signes ou indices qui par leur concours, quoiqu'ils ne se présentent pas toujours sous le même aspect, portent en eux quelque point caractéristique, et peuvent faire reconnaître la présence des vers à un médecin exercé. L'origine et la description des vers appartiennent, *absolute loquendo*, à l'histoire naturelle, et à ses investigateurs. C'est comme médecin que je considère plus particulièrement mon sujet.

On connaît la grande multiplicité de signes des vers ; je vais en noter trois qui m'ont frappé dans les affections vermineuses, et qui ne doivent pas échapper à la sagacité du médecin praticien : je veux dire l'anomalie, une douleur subite, et une certaine odeur particulière vermineuse.

Je pense d'abord qu'il n'y a qu'une série de faits bien

____

(1). Tableau synoptique de nosographie philosophique, tom. 3, 2.ᵉ édit.

observés qui nous donne de règle certaine ; qu'on doit
regarder comme nul un fait isolé qui n'est qu'un jeu, une
variété de la nature qui rentre bientôt dans son espèce, et
ne perdre jamais de vue ce principe généralement reçu en
médecine, *rara non sunt artis*. Aussi ce n'est pas une seule
fois que j'ai vu l'irrégularité de divers symptômes dans
les maladies vermineuses, au point de mettre dans l'em-
barras l'observateur le plus judicieux par une chaîne de
mouvemens contraires. On voit, par exemple, le ventre
tantôt fort serré, tantôt fort lâche, l'urine par fois claire
et crue, par fois épaisse et trouble avant le temps de la
coction, le délire et la stupidité à l'alternative ; il est
hors de doute que la complication des vers jette le plus
grand trouble dans les maladies. Je rappellerai ici la
situation d'une jeune fille qui avait été confiée à mes soins ;
elle était attaquée d'un érysipèle qui tenait à une espèce
de diathèse pituiteuse. J'avais fait passer un émético-
cathartique qui l'avait soulagée, et les assistans étaient
ravis du calme qui donnait l'espoir d'une prompte guérison, lorsque tout à coup il survint un orage : c'était une
foule de symptômes momentanés qui se succédaient rapi-
dement, et ne pouvaient être classés. L'assoupissement
et le délire dominèrent ensuite à l'alternative : le délire
était précédé d'une douleur de côté et de nausées. Cette
irrégularité jetait une telle confusion dans mes idées, que
je ne pouvais distinguer l'affection principale par les différentes images qu'elle me présentait ; dans ce doute, je m'in-
formai si la malade était sujette aux vers : c'était avant
l'affection vermineuse qui régna dans la suite d'une manière épidémique. On me répondit affirmativement ; je

parvins à expulser deux lombrics , et le calme reparut. Une dame qui éprouvait des coliques hystériques , pensait, avec son médecin , que la suppression de ses menstrues était la cause de ce désordre ; elle me fit l'honneur de me consulter au moment où elle avait au contraire un flux immodéré de menstrues avec la même affection , ce qui lui semblait détruire leur opinion. Cette anomalie me fit présumer que les vers jouaient le principal rôle ; j'en eus la conviction dans l'évacuation de prétendus vers cucurbitins qui annonçaient l'existence du ténia ; et j'eus la satisfaction d'expulser par l'usage des anthelmentiques , particulièrement du quinquina , un fragment d'un ver solitaire de la longueur d'un mètre environ , du côté de la tête , qui , excitant sans doute trop fortement la nature , provoquait les douleurs hystériques dans ses mouvemens réactifs tendans à la débarrasser d'un hôte incommode (*dolor naturæ remedium amarum !*) , et jetait ainsi le trouble dans les fonctions menstruelles. J'annonçai alors la guérison , qui fut réelle.

Dans les cas rares , opiniâtres , dans les maladies anomales , nous devons toujours , en bons praticiens , demander si l'on a observé quelque indice de vers. Le journal général de médecine , cahier du mois de floréal an 12 , contient une observation très-intéressante de M. Houzelot. Un garçon , âgé de douze ans , né de parens sains , ayant toujours joui lui-même d'une bonne santé , éprouva successivement , à divers intervalles , une agitation des bras et de la tête , la perte subite de la connaissance , avec la bouche légèrement écumeuse, cécité momentanée , la perte de l'ouïe et de la parole , des violentes convulsions, et des contorsions atroces qui firent désespérer du malade ; mais les anthelmentiques furent employés avec un tel succès, qu'il évacua en divers temps une quantité prodigieuse de vers lombrics, et beaucoup de matières vermineuses, et le malade fut en voie de guérison : le traitement fut terminé par l'usage du quinquina, uni aux martiaux, qui fit disparaître tous les accidens.

L'expérience prouve qu'une douleur qui attaque subitement, sans nulle cause apparente, *quasi ex abrupto*, dénote la présence des vers. Il y a quelque temps que je vis un homme robuste qui se plaignit tout à coup d'une colique violente dont la douleur se faisait sentir plus vivement à l'estomac, centre de la sensibilité physique : il se roulait sur un lit, poussant les hauts cris, sans avoir d'autres signes morbides. Cette douleur subite me fit soupçonner aussitôt qu'elle avait quelque ver pour cause ; je fis prendre au malade un verre d'eau froide qui amena un peu de calme, et je fus confirmé dans mon opinion. Comme il éprouvait quelques nausées, j'ordonnai de suite un vomitif, dans la vue d'évacuer plus promptement la cause matérielle : il jeta trois vers lombricoïdes enveloppés de matières glaireuses, et l'on vit cesser ses accès de colique. BRERA a observé un jeune homme robuste, atteint tout d'un coup par une violente convulsion au gosier et à la poitrine qui menaçait de le suffoquer, et lui faisait pousser des cris : il eut plusieurs accès et plusieurs symptômes vermineux, tels que la dilatation de la pupille, la salivation, la démangeaison du nez et les douleurs des articulations. La convulsion commençait, suivant le malade, à la région de l'estomac ; ces accès furent

calmés par un électuaire composé de quinquina, de racine
de valériane officinale et d'opium. BRERA a visité encore
une fille d'environ neuf ans, chez qui tous les symptômes
annonçaient une hydrocéphale interne. La malade n'offrait
aucun espoir de guérison ; mais ne voulant pas l'abandon-
ner sans aucun secours , il prescrivit des toniques doués
d'une vertu anthelmentique , ayant soupçonné des vers à
cause de l'apparition subite de la maladie. Le muriate de
mercure doux en poudre , une forte infusion de valériane,
avec addition de camphre , furent administrés ; la malade
rendit le troisième jour, et jours suivans , cinq lombrics,
avec des matières muqueuses , et dans peu de temps elle
fut tout-à-fait guérie de sa maladie. SAUVAGES parle d'une
dyssenterie vermineuse meurtrière ; les douleurs du bas
ventre étaient soudaines et atroces : elle cessait par l'usage
des anthelmentiques et par l'expulsion des vers (1). WAN-
SWIETEN cite l'observation d'une fille qui fut tout à coup
cruellement tourmentée de douleurs d'entrailles , qui
furent bientôt suivies d'une palpitation de cœur et d'un
tétanos universel , ayant le cerveau parfaitement libre ,
et elle succomba le troisième jour. Comme on soupçon-
nait quelque poison , on fit l'ouverture du cadavre , et
l'on trouva dans le duodenum , et au cardia à demi rongé,
nombre de vers ronds , dont quelques-uns étaient longs de
15 et 16 pouces (2). ROSEN nous apprend que quelques
sujets sont devenus tout à coup furieux , maniaques , par
l'action des vers ; mais qu'à peine les vers expulsés, ils sont

---

(1) *Nosologia methodica, clas.* 11 , *gen.* 9 , *spec.* 15.
(2) Tom. 4 , pag. 634 , §. 1364.

restés comme stupéfaits , et aussi doux que des agneaux (1).
J'ai vu aussi un jeune homme d'un caractère doux et
tranquille , courir les champs , et briser tout ce qui se
trouvait à sa rencontre , à la manière d'un enragé , sans
avoir donné préalablement aucun signe de maladie , et
guérir par le même moyen. Le docteur Serres a fait part à
la société médicale d'émulation , d'une observation sur une
hydrophobie symptomatique : c'était un enfant qui éprouva
subitement , pendant la nuit , les symptômes de la rage : la
pupille était ou très-dilatée ou fort rétrécie ; le malade
mourut deux jours après. On vit , à l'ouverture du cadavre ,
que les intestins grêles étaient remplis et comme oblitérés
par des vers lombrics. Les recherches cadavériques ont
plus d'une fois constaté des faits de cette nature ; il
est certain que les vers intestinaux peuvent occasioner les
accidens rapportés au développement de l'hydrophobie.
La présence des vers peut aussi déterminer et entretenir
des manies sympathiques , ainsi que le dérangement des
fonctions digestives.

Une certaine odeur putride vermineuse décèle encore
des vers , et peut servir de guide dans les affections vermineuses. J'ai vu dans les hôpitaux militaires français de
Wittemberg , pendant que j'y étais chargé de la direction
générale du service de santé, un soldat accablé de douleurs
rhumatismales et goutteuses qui m'empêchèrent de l'évacuer sur la ligne. Je fus frappé directement par son
haleine fétide , qui me fit avancer qu'il avait des vers ; il
y avait en même temps une légère affection gastrique : j'or-

____

(1) Traité des maladies des enfans , pag. 394.

donnai un émétique qui entraîna plusieurs vers ronds , avec des matières glaireuses. Le soir , calmant. Le lendemain , poudres vermifuges : les douleurs avaient beaucoup diminué. Le troisième jour , purgatif ordinaire : on vit dans les déjections des vers entiers , avec des dépouilles d'autres vers ; et ce militaire fut entièrement rétabli en peu de jours , sans autres secours que celui de la tisane amère et d'un second purgatif.

L'habitude d'observer les mêmes objets porte l'observateur intelligent à une telle supériorité de sens , qu'il jouit d'un tact particulier , ou d'un instinct , pour ainsi dire , qui le porte , par un mouvement secret , à la connaissance de certains faits , et le fait agir de même en médecine. L'odeur vermineuse a quelque chose de particulier qui fait impression sur lui exclusivement , comme on distingue l'odeur particulière de la petite vérole , sans pouvoir la définir , par une longue pratique. Un médecin de Montpellier , homme estimable autant qu'instruit , très-versé dans l'art du pronostic , m'apprit un jour qu'il avait prédit une petite vérole à sa première visite , étant encore dans l'antichambre. Une longue habitude lui avait fait distinguer cette odeur , et la lui avait rendue familière. De grands médecins ont été assez heureux , dans leur diagnostic , pour avancer qu'un malade était tourmenté de vers sur l'apparition d'un seul symptôme , tel que l'odeur vermineuse. Musa Brassavole nous en fournit l'exemple d'un octogénaire qu'il retira des bords du tombeau avec un mélange de scordium , et de coralline ou mousse de mer. Rivière , Bonnet , Andry , et plusieurs autres , ont joui des même prérogatives , tant ils s'étaient familiarisés avec ces sortes de maladiés.

Nous devons donc regarder , je pense , les trois symptômes dont nous venons de parler , sinon comme les signes
pathognomoniques , du moins comme les plus certains
de l'affection vermineuse : je ne dis pas pour cela qu'il ne
faille avoir égard aux autres signes principaux , tels que
la douleur de tête qui occupe le front , et spécialement le
dessus de l'orbite et la racine du nez , des douleurs qui de
l'abdomen s'étendent dans la région précordiale , la tumé-
faction du ventre , le picotement de l'estomac , mais par-
dessus tout , le ptyalisme , la couleur plombée de la con-
jonctive et la pupille très-dilatée. C'est le concours de
plusieurs signes concordans entre eux , qui fait le signe
non équivoque. Un signe des plus sûrs , dit Rosen , est le
bien être que sent un malade après avoir bu un verre
d'eau froide.

Le désordre qu'excitent les vers dans toute l'économie
animale , ne saurait être contesté ; ils changent les types
des maladies , dénaturent leurs symptômes , particulièrement ceux des fièvres intermittentes , et les douleurs qui
en proviennent sont toujours vagues. « Pendant l'automne
» de 1752 , dit Van-Doeveren (1) , un soldat robuste et
» jeune fut attaqué d'une fièvre intermittente. Aux
» approches du paroxysme , il était saisi de tremblemens
» involontaires en différentes parties de son corps , et sur-
» tout dans les bras : il avait le rire sardonique ; son pouls
» était souvent intermittent , tremblant , petit , et cepen-
» dant accéléré. On lui donna l'émétique, qui lui fit rendre
» un grand ver rond enveloppé de saburres bilieuses et

____

(1) Obs. médic. , pag. 292.

» muqueuses ; et il ne l'eut pas plutôt rendu , qu'il fut dé-
» barrassé de tous ces symptômes , et de la fièvre en peu
» de temps. »

Lorsque les vers compliquent les maladies , les affections deviennent plus graves ; ils jettent la plus grande
obscurité tant dans le diagnostic que dans le pronostic , et
nuisent souvent à la méthode curative. Ils accompagnent
fréquemment les fièvres lentes nerveuses.

Les vers présentent souvent au premier coup d'œil certaines affections idiopathiques , qui ne sont pourtant que
les effets , et dont on ne doit rapporter la cause qu'à un
mouvement sympathique de quelque organe qui en est le
siége , dirigé sur un autre organe affecté plus vivement à
raison de sa plus grande sensibilité ; et je remarquerai à ce
sujet , qu'on ne peut pas toujours expliquer la loi des
sympathies par l'action mécanique des organes ; qu'il
en est sur lesquelles l'observation seule peut nous éclai-
rer. C'est ainsi qu'on oublie un petit mal , quand on
ressent une douleur plus forte , parce que la sensibilité
ne peut s'exhalter dans une partie , sans diminuer dans le
reste du corps ; en sorte que de deux sensations différentes
qui agissent dans le même temps , l'une doit nécessairement absorber l'autre. Cette loi était parfaitement connue
d'HIPPOCRATE : *Duobus doloribus simul abortis , non in
eodem loco , vehementior obscurat alterum.*

Il n'est pas douteux que le mouvement et la sucion
qu'opèrent les vers sur l'estomac et les intestins , produisent des spasmes internes qui se répètent sympathique-
ment par la correspondance qu'ont les viscères du bas
ventre avec toutes les parties du corps , et causent des

désordres inexprimables. On conçoit aussi, d'après ces affections sympathiques, que les médecins doivent rencontrer, dans leur pratique, des convulsions, des vertiges, la céphalalgie, l'épilepsie, l'apoplexie même, l'aphonie, les anxiétés, le hoquet; le délire, des mouvemens inflammatoires; en un mot, toute sorte de maladies convulsives et autres, causées par des vers, qui en imposent même par l'apparition de leurs symptômes; tels que la dyssenterie, la diarrhée, la pleurésie, etc., dont les exemples ne sont pas rares, et que VAN-DEN-BOCH a observées soigneusement dans ses épidémies vermineuses, durant lesquelles il a vu des érysipèles à la face, des douleurs de sciatique atroces, des salivations très-considérables au dernier période de la petite vérole. Il rapporte l'observation d'une sage-femme, âgée de 40 ans, cruellement tourmentée par les vers : elle avait des douleurs semblables à celles qu'éprouvent les femmes en couches; elle eut souvent des hémorrhagies nasales, qui sont quelquefois critiques dans les maladies vermineuses, et des pertes utérines considérables qui n'arrêtèrent pas son cours périodique. Tous les symptômes furent calmés par l'excrétion d'une quantité de vers; mais ils reparurent bientôt avec un érysipèle à la face, et la raison égarée (1). Le même auteur a vu des érysipèles vermineux se terminer ordinairement par la gangrène sous une constitution ataxique. WAGLER fait mention d'un homme qui avait été attaqué d'un asthme, et mourut d'une péripneumonie, sans avoir jamais montré aucun symptôme vermineux : on

____

(1) *Historia epidemicæ constitutionis verminosæ*, pag. 170.

trouva cependant des vers à l'ouverture de son cadavre.
On lit dans le journal de médecine, l'observation d'une
femme qui fut attaquée de douleurs très-violentes, et d'un
état d'engourdissement dans tous les membres , d'em-
barras dans la langue et dans la mâchoire. Ces accidens,
loin de se calmer , devenaient plus graves ; et quelques
remèdes déjà administrés ayant été infructueux , le chirurgien crut devoir tenter de vider les premières voies,
ignorant parfaitement la cause de la maladie ; il eut recours à une dissolution de quatre grains de tartrite de
potasse antimonié (tartre émétique) dans une pinte d'eau,
dont la malade ne prit que deux verres qui lui firent
jeter par haut et par bas une très-grande quantité de bile
porracée , plus de trente vers très-gros et très-longs ; et
elle se trouva parfaitement guérie. WEIKARD a consigné
dans son traité des maladies locales , l'observation d'une
femme attaquée de céphalalgie violente , d'un vertige et
d'un rétrécissement spasmodique des yeux , particulièrement du côté droit, par fois avec un étourdissement et une
espèce d'apoplexie qui lui faisait perdre connaissance :
alors les yeux se tournaient ; ils étaient rouges ; elle devenait aveugle pour quelques instans. On crut que la maladie était occasionée par une faiblesse nerveuse, et elle fut
traitée sans succès. Un jour , avertie par un prurit dans les
narines , elle parvint elle-même à extraire , avec une
aiguille en forme de crochet, un lombric vivant, et successivement quatre autres ; elle en évacua encore sept par
les remèdes indiqués , et elle fut délivrée de cette terrible maladie.

Les vers font couler trop tôt le lait des nourrices, et

causent

causent quelquefois aux femmes la suppression des menstrues. SPIGEL parle d'une fille incommodée de vers, qui avait le dégoût des alimens, le ventre tuméfié, ses règles supprimées. Ses parens consultèrent ; il fut décidé qu'elle était grosse : on ne voulut plus entendre parler de médicamens. Cette fille tomba dans la consomption , et fut ainsi la victime d'une pareille décision : son cadavre fut ouvert ; on reconnut son innocence ; il n'y avait point d'embryon dans la matrice. L'ouverture des intestins fit voir une quantité de glaires, d'eau, et un ténia de la longueur de tous les intestins. Le même auteur trouva quatre gros vers ronds dans le tronc de la veine porte, où s'était formé une obstruction qui avait causé la mort à la malade. ROSEN nous dit avec raison que les médecins doivent se convaincre qu'il n'y a pas de maladie si particulière ni si grande, qu'elle ne puisse venir des vers, comme le pense VAN-DOEVEREN ; qu'il n'y a presque point de symptômes morbifiques, sur-tout parmi ceux qui ont une cause spasmodique, qui n'aient été produits quelquefois par les vers.

Les vers causent par fois l'enflure des articulations , la jaunisse, la strangurie qui peut faire soupçonner la pierre, principalement chez les enfans , et autres symptômes extraordinaires. GERON a donné au journal de médecine , Août 1789 , p. 210 , l'observation d'une femme attaquée d'une ischurie rénale vermineuse, qui rendit trois vers par l'urètre ; sur quoi il ne put lever aucun doute, malgré son grand étonnement. PANZANI a publié un mémoire intéressant (1) , dont le sujet est un prêtre , âgé de 50 ans ,

------

(1) Mallattia verminosa della vesica.

D

qui souffrait depuis plus de trois ans des douleurs conti-
nues, dont le siége était principalement dans l'endroit de
la vessie qui correspond au centre de l'os sacrum. Tous
les symptômes annonçaient la présence d'une pierre dans
la vessie ; le malade, après avoir souffert pendant long-
temps, rendit par les urines deux vers semblables à ceux
qui se forment dans les intestins des enfans. Ces vers auraient bien pu fournir le noyau d'un calcul, ainsi qu'on
peut le voir dans les éphémérides des curieux de la nature,
où l'on en trouve une observation. M. Emmanuel DECERF
a recueilli aussi l'observation d'un homme qui éprouvait
des douleurs permanentes dans la région lombaire : les
urines étaient presque toujours ardentes, rouges, sédi-
menteuses. Il survint une hématurie considérable,
accompagnée de douleurs intolérables aux reins et à la
vessie, qui disparut, et reparut avec plus de véhémence,
malgré les moyens qui furent mis en usage : on était loin
d'en soupçonner la cause. Le malade tombé dans un état
de dépérissement sensible, M. le professeur HALLÉ, si
recommandable par ses talens, fut consulté, mais inutilement ; la guérison en était réservée à la nature. Un
jour, à la suite d'un pissement de sang, d'un léger accès
de fièvre, et de grandes douleurs de reins et de vessie, le
malade rendit par l'urètre un grand ver de la grosseur
d'un tuyau de plume à écrire, et fut soulagé. Il a rendu
après, cinquante vers de différentes formes, dont le
plus grand nombre ressemble aux lombricaux des intestins, et a été parfaitement rétabli (1). Le docteur

---

(1) Journ. de méd. Février 1809.

PEREBOOM a observé une néphrite et une maladie de vessie très-grave qui en imposèrent aux gens de l'art. Un lombric qui était dans la vessie causait les douleurs qu'on attribuait à la présence de quelques gros calculs dans cet organe : on pourrait citer plusieurs faits semblables. M. ROBE-MOREAU a plus récemment encore l'observation d'un ver lombricoïde rendu avec les urines, qui offre une complication et une succession de symptômes singuliers dans un état continuel de maladie chronique. La dame qui en fait le sujet, d'une constitution très délicate, a éprouvé, à diverses époques éloignées, des douleurs à la région lombaire, avec strangurie, une pleurésie, une fièvre quarte avec hémoptysie, une fièvre tierce ataxique colérique. L'auteur a observé chez la malade, vers l'hypocondre droit, une tumeur surmontée d'un bourrelet qui avait la forme et les dimensions du doigt auriculaire : elle éprouvait, par momens, des élancemens à la région du pubis, et des envies presque continuelles d'uriner ; les urines déposaient un sédiment muqueux. Ces derniers symptômes, et particulièrement les douleurs de vessie qui avaient diminué d'intensité, reparurent avec plus de violence. Un jour, pressée par le besoin d'aller à la garde-robe, *elle sent glisser dans l'urètre un corps qui tombe dans le bassin*, et l'on aperçoit un ver vivant lombricoïde qui nage dans l'urine. Depuis, cette dame jouit d'une meilleure santé. (Recueil périodique de la société de médecine de Paris, cahier de Mai 1813.)

On a vu des douleurs rhumatismales, arthritiques, des hémorrhagies du nez très-considérables, l'aliénation d'esprit, l'épilepsie, la catalepsie, le tétanos, etc.

M. Gras, médecin principal de la grande armée, a vu un militaire dans un état de débilité extrême, et continuellement dans les accès de folie qui ne lui laissaient aucun moment de tranquillité, sans cependant le rendre furieux. Ayant aperçu qu'il rendait des vers, et qu'il était un peu soulagé, M. Gras ajouta aux toniques des anthelmentiques plus puissans qui délivrèrent le malade d'une grande quantité de vers, et procurèrent la guérison. Il a vu en même temps des accès violens d'épilepsie, auxquels succédait un état furieux, céder à l'usage du muriate de mercure doux (dose de 15 grains), et de la poudre anthelmentique du formulaire des hôpitaux; de sorte que le soldat qui en était atteint sortit de l'hôpital de Boulogne parfaitement rétabli après l'évacuation d'une grande quantité de vers (1). J'ai assisté dernièrement à l'ouverture du cadavre d'un homme mort dans la démence : on y a vu un peloton de vers qui bouchaient presque le cardia.

Brera a vu une jeune fille émaciée, tourmentée de douleurs aux articulations, avec des signes de vers qui lui firent soupçonner que la maladie était occasionée et entretenue par les vers; en effet, elle évacua neuf gros lombricoïdes, et toutes les douleurs arthritiques disparurent. Le docteur Darelius eut occasion de voir un jeune homme qui éprouvait une douleur très-vive à la cuisse, à la region lombaire droite. Voyant qu'il avait de la tension à la région épigastrique, et des douleurs fréquentes d'estomac, avec ptyalisme et démangeaison au

---

(1) Journ. de méd. Septembre 1808.

nez, il présuma que les vers étaient la seule cause de ces symptômes ; il les expulsa, et procura la guérison au malade. Mais ce qui paraît plus extraordinaire, c'est que les vers qui causent le délire, la folie, des convulsions horribles, soient quelquefois la cause de la catalepsie, qui est un état diamétralement opposé, où le malade est, pour ainsi dire, statue. Plusieurs auteurs en rapportent des exemples. Du reste, j'ai vu souvent des affections soporeuses par la même cause.

MAX-STOLL a vu tout à la fois un tétanos et une épilepsie provenant des vers. Un cordonnier, âgé de dix-huit ans, se plaignait d'une douleur à la nuque qui descendait le long du dos, et d'une oppression de poitrine. Il survint un tétanos de la mâchoire, fort léger et passager. STOLL remarqua entr'autres symptômes, que son haleine avait une odeur aigre.

Le malade tomba deux fois dans des convulsions épileptiques ; il se roulait, et poussait des cris, des mugissemens. Il nageait sur les urines beaucoup de matière muqueuse qui adhérait aux parois du vase. Il survint aussi tout à coup, vers l'ombilic, une douleur pongitive qui revenait par intervalles, et amenait un état convulsif qui cessait bientôt ; mais non pas entièrement.

Les convulsions furent si fortes un jour, que la respiration restait long-temps suspendue. Enfin, livide, jetant de l'écume par la bouche, ne respirant plus, tous ses membres s'agitant légérement, ou plutôt se roidissant, il expira en un quart d'heure dans cet accès épileptique.

A l'ouverture du cadavre, on vit le jejunum d'une couleur rouge livide légère , et on y trouva quelques vers lombrics. Malgré cela , STOLL n'affirme pas , mais il croit vraisemblable que le tétanos et l'épilepsie provenaient des vers. (Méd. pratique.)

HIPPOCRATE et les modernes parlent de perforations des instestins par les vers , plus particulièrement par les lombrics , quoiqu'on trouve dans les mémoires de STOCKHOLM l'exemple d'un ténia dans l'aine à la suite d'un abcès. J'ai vu dans un hôpital de la grande armée, un bubon nullement vénérien, d'où sortit un ver rond, et le malade guérit sans aucun remède antisiphylitique , intérieurement ni extérieurement. VAN-DOEVEREN rapporte qu'il procéda, avec plusieurs de ses amis, à l'ouverture d'un cadavre d'un enfant de deux ans qu'ils s'étaient proposés d'injecter. L'abdomen était prodigieusement enflé : à peine on eut pénétré dans la cavité abdominale , qu'il y eut un épanchement de matière noirâtre. Ils découvrirent bientôt au-dessus du pubis un petit peloton de vers ronds qui passait à travers de l'intestin iléum ; ils virent encore plusieurs trous dans le trajet du même intestin et du jejunum , et des points d'inflammation çà et là , ainsi que dans le ventricule vers le cœur (1). Cet enfant avait sans doute enduré des tourmens affreux.

On a observé quelquefois de fausses couches qui ne reconnaissaient d'autre cause que les vers , ainsi que la perte du lait , la suppression des lochies , qui mettaient les malades dans le plus grand danger. Ces excrétions ont reparu aussitôt après avoir évacué les vers. Les symptô-

---

(1) Obs. médic. pag. 283.

mes ne sont pas néanmoins toujours aussi graves. ANDRY raconte que de deux femmes qui avaient perdu le lait par l'effet de cette même cause , l'une n'éprouva aucun symptôme de maladie , et l'autre avait seulement des anxiétés pendant la nuit , et qu'elles eurent la même abondance de lait qu'auparavant , ayant rendu un grand nombre de vers. VAN-DEN-BOSCH a vu deux fois les phénomènes de la puberté chez une fille âgée de huit ans , qui en fut délivrée par un liniment anthelmentique sur la région ombilicale , et un flux immodéré de menstrues qui dura plusieurs semaines chez une femme de 45 ans , et ne céda à aucun remède , non plus que la fièvre tierce anomale dont elle était affligée ; il survint au contraire de nouveaux symptômes très-opiniâtres, des douleurs de colique et de sciatique , des convulsions qui lui faisaient pousser des cris horribles , *ad animi deliquium* , jusqu'à ce qu'on eut mis en usage un lavement très-actif qui entraîna plusieurs vers sur le champ , et fit cesser entièrement tous les accidens qu'on prévint dans la suite par l'usage des émulsions et du quinquina (1). J'ai eu occasion de voir à Paris une perte utérine avec des douleurs violentes , suivie de fausses couches , cesser par l'expulsion d'un gros ver , opérée par les efforts de la nature ou les effets du quinquina , sans qu'on en eût le moindre soupçon.

C'est avec grande raison qu'ANDRY se plaint qu'on n'examine pas assez s'il y a des vers chez les malades ; de là vient que plusieurs tombent quelquefois dans un état

----

(1) *Historia constit. verm.* pag. 112.

de langueur, et meurent sans qu'on en sache la véritable cause. Un hypocondriaque de ma connaissance, traînant une existence pénible, fut guéri par des évacuations alvines de vers et de matières bilieuses, amenées par un purgatif pris sans dessein. Le malade avait été probablement disposé à ces déjections par un régime convenable, et un long exercice à cheval. Les vers sont plus souvent qu'on ne pense la cause des maladies chroniques ; je suis moi-même sujet par fois à des accès de mélancolie, qui se terminent ordinairement par l'excrétion de quelque ver. Il est une sorte de mélancolie qui entraîne un état de consomption que les Anglais appellent *spleen* (endémique chez eux), qui se fait sentir plus particulièrement vers la fin de l'automne, et porte souvent, en Angleterre, les individus exaltés au suicide. Parmi les causes physiques qui déterminent cet état de délire, je pense qu'on doit admettre les vers, d'autant que le climat et la saison disposent naturellement aux affections vermineuses.

De tout ce que je viens de dire, je conclus que les vers sont de vrais protées, et qu'on ne saurait porter un examen trop scrupuleux sur tous les symptômes ; qu'on doit même présumer que la maladie est vermineuse toutes les fois qu'elle fait des progrès rapides sans cause manifeste, ou qu'il survient quelque chose d'extraordinaire ou de particulier, qui est même étranger à la maladie pendant son cours ou dès son invasion.

Les maladies sont essentiellement vermineuses, ou elles se compliquent de vers ; les maladies populaires et les fièvres automnales sont rarement sans vers : les divers faits démontrent combien la sagacité est nécessaire au médecin pour le traitement de ces sortes de maladies , et combien il doit obtenir la prééminence par une longue habitude d'observer des maladies de ce genre. Le célèbre Van-Den-Bosch les a observées avec beaucoup de sagacité dans une infinité de cas , quoique bien différens par leur nature , ou , pour mieux dire , il n'en a observé presque aucun , durant la constitution vermineuse , où les vers aient épargné ni l'âge , ni le sexe , ni le rang. L'épidémie fut cependant plus meurtrière pour les hommes que pour les femmes pendant l'hiver de 1763 ; mais ce qui paraît étonnant, c'est qu'il en ait rencontré si fréquemment dans des fièvres bilieuses , dont la bilescence devrait s'opposer à la génération des vers , ou fournir un vermifuge dans l'amertume de la bile , qui est l'ennemi des vers. On ne saurait néanmoins constater ce dernier fait, d'après les résultats si différens des expériences inexactes qui ont été faites. Du reste , on sait aujourd'hui que les vers qui se forment dans les intestins , diffèrent essentiellement dans leur organisation , et qu'ils ne vivent point au dehors.

Il est à présumer qu'il y avait dans ces sortes de fièvres une prédominance de l'humeur catarreuse , et que la bile tendait évidemment à l'alcalescence , et était devenue *iners et insipida*. C'est avec cette diathèse muqueuse que l'estomac et les intestins devenaient le foyer des vers et de la maladie , et l'on sait que toutes les maladies prennent le caractère de l'épidémie régnante.

Les affections cutanées , comme la gale , la teigne , les exanthèmes tant aigus que chroniques , les ulcères , la gangrène , sont souvent compliqués avec les maladies vermineuses , parce que la diathèse muqueuse en est inséparable. Wagler a vu une épidémie dyssentérique qui dégénéra en épidémie muqueuse, et fut bientôt suivie d'une constitution vermineuse, avec ulcères à la peau, et la teigne chez les enfans (1). Une crise salutaire qui se dirige sur la peau, peut devenir mortelle si elle est troublée par le traitement, même par le contact d'un air froid, ou toute autre cause capable de répercuter l'humeur à l'intérieur ; on ne saurait prendre trop de précautions dans les affections critiques de la peau, puisqu'on voit des gens qui, dans leur convalescence, deviennent les malheureuses victimes de leur imprudence.

La libre expulsion des vers dans l'état de santé, annonce un tempérament fort. Hippocrate regarde comme un bon signe dans les maladies, lorsqu'ils sortent *circa judicationem* (2) ; ils offrent dans tous les temps plus de danger pour les tempéramens faibles, et lorsqu'ils sont en plus grand nombre. Leur couleur, je crois, est indifférente. Si les vers sont compliqués avec une maladie, il y a plus à craindre naturellement que lorsqu'ils forment seuls la maladie. On prétend que les vers rendus par la bouche dans les fièvres aiguës, sont d'un mauvais augure. Je ne dirai point jusqu'à quel degré on doit apprécier cette opinion, je me contenterai de dire que je n'ai pas été à même de vérifier ce pronostic. Lorsque les vers qu'on rend par haut ou par bas sont encore en vie, nous soupçonnons en général moins de malignité dans les maladies ;

---

(1) *Tract. de morb. muc.* page 24.

(2) *De judicat. edit. Foës.* page 52. *Çoac. prænot.* page 226.

mais on ne doit pas s'y fier toujours. MANGET parle d'une épidémie pendant laquelle les malades rendaient des lombrics vivans , et se laissaient mourir , au point qu'il en mourut une quantité prodigieuse dans l'espace d'un mois. Le docteur BIANCHINI rapporte l'exemple d'une femme enceinte qui mourut d'une fièvre ataxique , et qu'il trouva des vers très-sains à l'ouverture du cadavre ; de sorte que le pronostic des vers est aussi incertain que le diagnostic. Quant au ténia , on ne peut établir aucun heureux présage qu'autant que la tête est dehors.

Un seul ver peut produire les symptômes les plus graves dans les douleurs du cardia , par exemple, à cause de la grande quantité de nerfs qui s'y distribuent, et forment une sympathie générale avec toutes les parties du corps. Ecoutons le célèbre HOFFMANN : *Novi puellam septem annorum, quæ de immanibus cardialgicis doloribus , convulsionibus , continuisque vomitionibus conquesta , tandem grandem per os ejecit vermem , et paulò post defuncta est* (1). Cet auteur expose que les matières putrides peuvent y avoir concouru , aussi bien que d'autres vers qui n'ont pas été sensibles à la vue lors de l'ouverture du cadavre. Le professeur COLLA rapporte dans le journal de la société médico-chirurgicale de Parme , qu'une femme attaquée d'une fièvre intermittente , avec des symptômes graves , eut le second jour un vomissement très-opiniâtre qui dura jusqu'au troisième jour ; que le vomissement parut de nouveau du huitième au dixième jour , et dura quarante-huit heures ; qu'enfin par un des derniers vomissemens, la ma-

____

(1) Tom. 3 , sect. 2 , cap. 6, §. 24 , page 143.

lade rendit un ver lombric qui avait plus d'une palme de longueur. Depuis cette époque, le vomissement ne reparut plus. SAUVAGES parle d'une cardialgie qui fit mourir plusieurs personnes. L'on trouva à l'ouverture des cadavres des vers lombrics adhérens aux tuniques de l'estomac. C'est de la même cause que dépendait le *volvulus* de la jeune fille qui vomissait tout (1).

Il existe quelquefois des maladies vermineuses, des épidémies même qui n'ont d'autre cause que les vers, et d'autres qui reconnaissent toute autre cause en même temps, relativement à la constitution de l'atmosphère et à la saison de l'année. VAN-DEN-BOSCH a observé des pleurésies inflammatoires, bilieuses, muqueuses et putrides vermineuses, qui variaient selon le degré de dégénération de ces humeurs dans leur intensité et dans leurs nuances, et d'autres qui étaient seulement vermineuses, caractérisées par la douleur de côté très-violente, les crachats rouges de sang, et guéries par le seul usage des anthelmentiques.

Le médecin doit réunir tous les signes ou phénomènes d'une maladie, pour en déduire la véritable cause, et s'il ne peut avoir de certitude, il ne doit du moins laisser échapper aucune circonstance pour acquérir les probabilités qui conduisent ordinairement la prudence à la vérité. Il doit faire la plus grande attention, dans le cours de la maladie, à un signe nouveau, même passager, qui peut lui faire soupçonner une cause vermineuse, ainsi qu'à l'anomalie des symptômes, qui est un des symptômes de

______

(1) *Nosologia methodica*, class. 7, gen. 20, obs. 118.

vers que j'ai remarqué particulièrement ; il faut aussi considérer l'âge , le tempérament , le régime du malade , la constitution de l'année , et l'épidémie régnante , pour tâcher de porter un jugement sain en déterminant la maladie avec précision. Le médecin clinique doit être en un mot entièrement livré à l'étude d'observation , et s'il en est qui se livrent à plusieurs genres d'occupations , étrangères entre elles , dans les divers états de la société , qu'ils rappellent le premier aphorisme d'HIPPOCRATE : *Ars longa , vita brevis , judicium difficile* , et qu'ils méditent sur l'étendue de leurs devoirs envers l'humanité souffrante. Concourons tous au grand œuvre , au perfectionnement de la science , avec un gouvernement qui lui accorde une protection spéciale. La loi sur l'exercice de la médecine a fait disparaître des abus odieux ; elle proscrit ces hommes déhontés qui , abusant de la crédulité publique , multiplient leurs victimes : un sot trouve toujours un plus sot pour le croire. Il n'existe point des secrets en médecine sous un gouvernement sage et philantropique. L'homme occupé sans relâche du bien de l'humanité , doit trouver une récompense s'il fait des découvertes utiles. Ils doivent être publics , ces secrets , s'ils sont bons , comme pour les éviter s'ils sont dangereux , d'autant qu'ils peuvent devenir plus utiles par une meilleure application , lorsqu'on connaît la nature des ingrédiens qui les composent. Ces remèdes mystérieux qu'on administre à tort et à travers , et qui , fussent-ils bons de leur nature , seraient pernicieux par leur mauvaise application , deviennent d'un usage universel , comme l'on dit proverbialement , une selle à tous chevaux , sans qu'on leur attribue jamais aucun accident fâcheux , tandis que l'on impute , sans ménagement , au médecin instruit , les accidens qu'il n'a pu empêcher , et qu'on lui refuse souvent les succès d'une pratique éclairée par l'expérience et la méditation.

Les vers jettent le trouble dans l'économie animale ; ils absorbent le chyle , produisent la faim canine , l'atrophie , et doivent nécessairement entraîner la lésion des fonctions ; ils s'opposent aux efforts critiques de la nature. HIPPOCRATE regardait comme mal jugée , une maladie qui avait donné des signes de vers , si le malade n'en rendait point pendant la crise , quoique cela puisse n'être pas toujours exact , puisqu'on a vu tous les symptômes des vers sans avoir pu s'assurer de leur existence , pas même à l'ouverture du cadavre. On doit , pour opérer des crises artificielles , marier les purgatifs avec les anthelmentiques proprement dits , dans la vue de procurer des évacuations alvines et l'excrétion des vers , lorsque , par exemple , dans les fièvres gastriques vermineuses , la crise ne s'opère que par les urines , les sueurs ou l'hémorrhagie du nez , qui ne font qu'apporter un soulagement passager , parce que la solution de ces sortes d'affections n'est parfaite qu'autant que la cause matérielle qui séjourne dans l'estomac ou dans les intestins , a été éliminée. C'est la saine pratique , c'est celle des médecins qui ont des droits incontestables à la reconnaissance publique.

Ce n'est pas seulement aux vers qu'il faut avoir égard , mais encore à l'affection qui les produit , ou aux saburres des premières voies. *Ut plurimum per fallaciam causæ vermibus omnem saburræ in quâ vivunt, atque ipsius morbi tribuere solent effectum.* WAGLER , *De morbo mucoso ,* page 64.

Les vers qui coexistent avec la maladie, peuvent parvenir à la dénaturer, et à rendre la crise imparfaite. Pringle
nous dit que lorsque l'épidémie était au plus haut période
de malignité, plusieurs rendaient des vers ronds ; que ces
vers n'étaient pas la cause des fièvres, mais qu'ils concou-
raient, avec d'autres circonstances, à rendre la cure plus
difficile (1).

On voit des personnes qui sont cruellement tourmentées
de vers pendant leur vie, et sont exposées à nombre d'accidens, tandis qu'ils ne causent pas des symptômes fâcheux
chez d'autres. L'âge, le tempérament, le sexe, la saison
et le climat, font cette différence. Les enfans, les personnes faibles et délicates y sont plus sujets à raison de la
faiblesse de leurs facultés organiques, et en général
les femmes en sont attaquées plus souvent que les hommes.
Les gens sains et robustes expulsent les vers sans en éprouver le plus souvent aucune incommodité, étant doués
d'une sensibilité physique beaucoup moindre ; il s'engendre même en eux fort peu de vers, parce qu'ils chassent
les matières glaireuses, glutineuses qui en sont le foyer.
Certaines maladies favorisent aussi la génération des vers ;
il existe quelquefois une idiosyncrasie vermineuse, si
l'on peut parler ainsi, ou une disposition très-marquée à
la vermine.

Je fus témoin, il y a quelques années, d'une épidémie
de petite vérole, et d'une affection vermineuse qui ré-
gnaient dans le canton de Mazamet, département du Tarn.

-----

(1) Maladies des armées, tom. 1.er, chap. 4, §. 2, pag.
331, 2.e édit.

S'il fallait établir l'affinité qu'il y a entre ces deux maladies, il me suffirait sans doute de citer, avec Van-Doeveren, l'observation de cet enfant attaqué d'une petite vérole confluente et maligne, qui, la veille de sa mort, rendit par l'anus plusieurs vers ronds, couverts, depuis la tête jusqu'à la queue, de pustules varioleuses, toutes semblables, de la même couleur, et presque de la même grosseur que celles dont cet enfant était affecté. Cet auteur écrivait aussi qu'il n'avait jamais vu autant de vers que dans la petite vérole qui régna à Groningue en 1759, et que cette épidémie était devenue si générale, qu'il n'eut point de malade qui en fût exempt.

Une chose vraiment remarquable, c'est que j'ai vu chez les uns tous les signes de la petite vérole sans qu'ils fussent atteints de cette maladie, et chez d'autres l'excrétion des vers sans aucun des signes propres à faire connaître leur présence, tandis que je n'ai pu obtenir le signe non équivoque chez quelques-uns, malgré toutes les apparences vermineuses, et mon attention à examiner les déjections. Le professeur d'Edimbourg (Saint-Clair) a vu aussi en vain la presque réunion des symptômes vermineux chez un enfant qui mourut le sixième jour, malgré tous les moyens qui furent mis en usage; mais avec la plus grande exactitude, il trouva dans la dissection deux onces de matière gélatineuse à l'endroit où l'intestin jejunum prend naissance.

Je remarquai dans cette épidémie un jeune enfant agonisant, attaqué de la petite vérole, chez qui j'aperçus au nombril un mouvement obscur qui me fit avoir recours au microscope, par le moyen duquel je m'assurai

de

de l'existence d'un peloton de vers du genre des ascarides.
Je visitai souvent, dans le jour, cette petite famille qui
se multipliait sous mes yeux. J'ignore depuis quel temps
existait cette disposition du malade ; mais toute la périphérie de son corps fut couverte d'insectes parfaitement
semblables après sa mort. Cette observation semble devoir
attirer l'attention des médecins naturalistes sur les petits
vers qu'on a trouvés dans les pustules de la petite vérole,
et sous les croûtes qui se forment dans les petites véroles
confluentes. Doit-on attribuer ces insectes aux animalcules qui se nichent dans les sillons imperceptibles de la
peau , ou aux mouches qui y auraient déposé leurs œufs ?
sont-ils produits spontanément ?

L'épidémie régnait au printemps avec la constitution
vermineuse ; elle attaquait les enfans, et non les adultes ;
elle fut précédée de brouillards et de pluies abondantes.
Je ne dois pas omettre ici que la ville où l'on voyait le
plus grand nombre des malades , est située au bas de la
montagne Noire , d'où découlent beaucoup de sources d'eau
vive ; que la plupart des demeures sont insalubres, et que
l'on est en général dans l'usage d'habiter le rez de chaus-
sée ; que les habitans sont quelquefois plusieurs jours,
pendant l'hiver, dans une atmosphère nébuleuse, tandis
que le soleil darde ses rayons sur les montagnes environnantes ; en sorte que , montés au-dessus , les nuages vous
représentent un océan avec ses ondulations, qui étonne et
fait illusion : on conçoit que les vents qui y règnent assez
fréquemment , sont utiles pour purifier l'atmosphère.

C'est sous cette constitution humide , qui imprime un
état de faiblesse aux organes , que les fonctions animales

E

deviennent languissantes , et qu'il s'établit une diathèse pituiteuse qui y est la plus familière ; aussi voit-on assez généralement les maladies qui en dépendent , les catarres , les fièvres intermittentes opiniâtres , les hydropisies , l'asthme humide , les affections vermineuses , les affections de poitrine humorales qui dégénèrent en phthisies , etc. Mais comme la nature compense tout , ce beau pays n'est pas dépourvu d'avantages sous le rapport de la santé ; ce riant vallon qui m'a vu naître , offre le coup d'œil le plus varié , et les eaux qui rendent la végétation très-active , servent à tempérer les fortes chaleurs , et à préserver les habitans des maladies propres aux pays chauds et arides , qui proviennent d'une dégénération bilieuse , ou d'une disposition inflammatoire.

Il est bon d'observer aussi que les habitans s'y nourrissent en général de beaucoup de farineux , et que non-seulement on est dans l'usage pernicieux de donner aux nouveaux nés un lait plus vieux et plus nourrissant qu'il ne faut alors , mais qu'on fait encore manger trop tôt les enfans , qu'on gorge d'alimens visqueux d'une digestion pénible , qui favorisent la tendance vermineuse. VAN-DEN-BOSCH croit en effet que le genre de vie et le pays y contribuent , parce que sous une même constitution de l'atmosphère , les vers causaient moins de ravage dans toute la Picardie.

HIPPOCRATE a observé qu'une constitution pluvieuse procurait des fièvres putrides ; et des auteurs modernes ont remarqué , sinon que les vers lui devaient leur origine , du moins qu'elle était très-favorable à leur reproduction. BOERHAAVE , en parlant des eaux et des pluies , dit qu'il en est de plus propres à faire éclore les vers, au point que les phlyctènes ou pustules qui surviennent dans ce temps-là sont remplies de petits vers.

Il est incontestable qu'une atmosphère humide, et un long usage d'alimens relâchans, disposent, par une surabondance de mucosités, à la génération des vers, qui sont souvent en très-grand nombre dans le corps humain. Leclerc dit qu'il trouva dans les intestins d'une jeune fille et d'un jeune garçon qui avaient été empoisonnés avec de l'arsenic, plus de 200 lombrics. Gabucinus a vu une jeune fille qui rendit d'une seule fois 177 vers ronds. Brera prétend que les vers lombrics se manifestent en général chez les personnes mal nourries et remplies d'humeurs visqueuses, ou attaquées par quelque grave maladie asthénique, et qu'on a remarqué que les lombricoïdes sont d'autant plus petits, qu'ils sont plus nombreux dans les intestins. Il rapporte que quelques malades en ont expulsé un nombre prodigieux, jusqu'à un millier dans l'espace de plusieurs jours (1). Le professeur Plumenbach dit aussi qu'il a souvent découvert le tricocéphale dans les cadavres de pauvres gens.

C'est dans les intestins grêles que le docteur Wagler a vu presque toujours une grande quantité de lombrics, formant, pour ainsi dire, des pelotons, à l'ouverture des cadavres, dans son épidémie muqueuse. Il parle de la nouvelle espèce de vers, *trichurides*, dont Wrisberg donne la description, qu'il a observés dans les intestins gros, principalement dans le cœcum. Quoiqu'on trouve les vers

____

(1) Traité des malad. verm. pag. 56.

dans différentes parties du corps humain, j'ai dit ailleurs qu'on voit plus ordinairement les lombrics dans les intestins grêles, ainsi que les ascarides dans les gros intestins. Quant au ténia, il habite tout le tube intestinal, et a la faculté de se reproduire à la manière des polypes, si on ne l'extirpe en entier. On a vu des gens qui portaient le solitaire, en rendre plusieurs aunes à différentes reprises, jusqu'à un nombre prodigieux. J'ai vu un soldat allemand qui en avait rendu 65 aunes, et en rendait par intervalles. Tyson a cru qu'il pompait le chyle par divers points de sa surface, c'est-à-dire, par le moyen des tubercules ou mamelons qui sont placés entre les cerceaux cartilagineux.

Nous avons des observations qui prouvent que différentes espèces d'animaux peuvent vivre dans les intestins.

Un médecin d'Hanovre a donné la relation d'une femme qui, malade depuis long-temps, rendit par haut et par bas quantité de vers sans ressentir aucun soulagement. Elle éprouva de grandes douleurs dans le bas ventre, des vomissemens : le mal allait toujours croissant ; la malade disait qu'elle avait dans son corps un animal qui cherchait à sortir ; elle expulsa par le fondement, deux jours avant sa mort, un animal monstre, sans os, dont un pied ressemblait à une griffe d'oiseau, et la tête presque à celle d'un cheval (1). La forme de la queue me porte à croire que c'était un ver monstre. On lit dans les mémoires d'une société célèbre, qu'en 1717, une femme de Courson en Normandie vomit des chenilles vivantes, et un lézard

____

(1) ANDRY, 4.ᵉ obs. pag. 318, 3.ᵉ édit.

vivant ; que M. Denison, médecin de Compiègne, assure qu'ayant été appelé auprès d'une femme malade, il crut sentir dans son estomac les mouvemens d'un corps étranger qui lui procura un vomissement, et que cette femme jeta trois grenouilles vivantes. On lit encore dans les mémoires helvétiques imprimés à Bâle en 1751, qu'un lézard aquatique avait passé par hasard dans l'estomac d'une jeune fille, et y avait excité des symptômes très-dangereux et vermineux. On employa les anthelmentiques inutilement pendant plus de six mois. Cet animal sortit enfin vivant par l'anus. Les journaux nous ont donné, avec les attestations les plus authentiques, l'histoire d'une paysanne allemande qui était tourmentée de douleurs atroces dans l'estomac, et qui vomit plusieurs vipères. Voyez le journal des débats, 16 Avril et 30 Mai 1804.

Je rappellerai à ce sujet le souvenir d'un homme fort qui avait avalé une petite grenouille dans des eaux stagnantes où il s'était penché pour se désaltérer. Je lui donnai l'émétique, et il fut assez heureux pour rendre cet animal sans avoir éprouvé aucune émotion. Il n'en fut pas de même chez un autre qui prétendit avoir avalé une salamandre, qu'il sentait remuer à l'instant, disait-il, dans son estomac, mais qui n'était sans doute que dans son imagination, puisqu'on ne vit rien qui en eût l'apparence dans les matières que j'évacuai par l'effet de l'émétique, ni dans plusieurs selles. Celui-ci fut sérieusement affecté, et on eut toutes les peines du monde à le dissuader : il le rappelait même, par intervalles, avec des soupirs entrecoupés, en me sollicitant de lui donner du *contre-poison*. Je vis alors la nécessité de faire la médecine de l'esprit : je me procurai une salamandre , que je jetai adroitement dans son pot de chambre , et son imagination fut calmée , semblable en cela au mélancolique qui croyait avoir une nichée d'oiseaux dans son cerveau , qu'il entendait même chanter , disait-il , et qui fut guéri par l'illusion que lui suggéra son médecin en cassant derrière lui un vase de verre où étaient enfermés plusieurs oiseaux qui s'envolèrent aussitôt , et que les assistans affirmèrent avoir vu sortir de son cerveau.

Ces derniers faits démontrent clairement combien le moral doit être considéré en médecine dans certaines affections. L'on connaît l'influence réciproque , ou le *consensus corporis et animœ* que le médecin ne doit jamais perdre de vue.

Si nous ajoutons foi aux observations de quelques auteurs , nous croirons qu'il existe des espèces particulières de vers , outre ceux que j'ai décrits ; mais ce ne sont probablement que des variétés. Du reste , les moyens prophylactiques et curatifs doivent être les mêmes. Laissons au naturaliste à juger combien nous sommes loin d'avoir le complément de l'histoire naturelle des animaux , malgré les grands pas que nous avons faits dans cette science , qui doit faire distinguer ses nobles scrutateurs , et qui , quoiqu'elle ait perdu des savans qui eussent dû être immortels , si la nature pouvait dispenser quelqu'un du fatal destin , trouve encore de zélés partisans qui honorent ce siècle.

Les vers jouent un si grand rôle dans l'état morbide , qu'on peut faire tous les jours de nouvelles observations plus ou moins intéressantes. Les connaissances pratiques constituent la science de la médecine ; ce n'est que d'une masse d'observations médicales que nous pouvons déduire des principes utiles et des connaissances plus exactes dans le diagnostic des maladies : *Observationes sunt vera fundamenta ex quibus in arte medicâ veritates elici possunt.* Wepf.

CHAPITRE IV.

Des Moyens prophylactiques.

Que les vers s'engendrent de la pituite , comme l'ont voulu les anciens ; que la pituite soit propre à faire éclore les œufs des vers ; que la semence des vers soit innée en nous ; que la matière muqueuse, au lieu de former le nid, la matrice qui fait éclore les œufs dont on suppose que proviennent les vers qui sont dans le corps humain , soit elle-même susceptible d'organisation, selon le degré et le mode de décomposition , nous devons , dans toutes les hypothèses , nous occuper de prévenir ou de combattre , par le régime , la surabondance des matières muqueuses qui se manifeste plus particulièrement chez les enfans jusqu'à l'âge de 14 ans, à cause de leur débilité organique (et l'on peut remarquer ici, en passant , que si les enfans sont plus sujets aux ascarides et aux lombrics, les adultes sont plus souvent attaqués de ténia) , mais qu'on observe dans les tempéramens faibles , principalement chez les femmes. C'est le seul moyen de se préserver des vers , ou de diminuer les accidens qui nécessitent les moyens curatifs , et exposent les individus aux plus grands dangers dans l'état morbide.

Pour atteindre ce but, il convient de prescrire des règles diététiques.

J'observerai généralement que tout ce qui tend à affaiblir le corps et les premières voies , tend évidemment à augmenter la quantité des matières muqueuses, et à favoriser par conséquent la vermination. D'après ce principe, il est aisé de voir que le mauvais air, humide, humide chaud, tel que celui qui règne ordinairement en automne et au printemps; les fortes passions de l'ame, la colère, le chagrin, la mélancolie, etc. ; les excès de vénus et les pollutions, volontaires ou involontaires, qui portent leur impression vive sur les premières voies et sur tous les viscères ; la trop grande application d'esprit, sur-tout immédiatement après les repas, exercent sur nous une influence délétère et vermineuse par leurs effets. Cette influence se fait sentir plus particulièrement dans les tempéramens phlegmatiques qui abondent en sucs muqueux.

Le défaut d'exercice, d'action musculaire qui empêche les amas de pituite, une vie oisive, sédentaire, les excès de travail sans repos, l'abus des purgatifs et des émétiques, qui prive les intestins du degré de ton qui leur est nécessaire, et l'habitude de manger à toute heure, qui produit de mauvaises digestions, affaiblissent considérablement le corps, et le disposent aux vers et aux maladies vermineuses.

Quant aux alimens, l'intempérance n'est pas moins nuisible ; leur nature et leur usage habituel ne sont pas non plus indifférens. Je conseille d'éviter l'usage trop fréquent des alimens les plus propres à engendrer une saburre pituiteuse dans les premières voies : tels sont les mauvais fruits, les melons, sur-tout dans l'arrière-saison, les farineux, le beurre, le fromage, la viande dure, salée, fumée, et tous les alimens indigestes. Ces différentes sortes d'alimens concourent avec le climat et le genre de boissons, à rendre les habitans du nord de la France, et les Allemands, plus sujets aux vers. Ils se nourrissent beaucoup en général de laitages, de farineux ; ils ne font absolument usage que de beurre à la cuisine ; ils ont la bière pour boisson ordinaire. Les gens peu aisés qui ne peuvent point se donner du vin, ont encore de la mauvaise bière. Aussi, si les militaires sont sujets aux vers dans les armées, à causse des fatigues de la guerre ou de leur manière de vivre, c'est particulièrement dans le nord de l'Allemagne et en Pologne que nous avons observé un plus grand nombre de maladies vermineuses. Presque tous les malades avaient des vers. Cette complication rendait très-souvent les maladies graves.

Le poisson n'est pas sans inconvénient, s'il est de mauvaise qualité, sur-tout avec le beurre qui relâche trop les intestins, et que les méridionaux ont souvent peine à supporter. L'on a remarqué que les affections vermineuses sont plus fréquentes au voisinage des étangs, où l'on se nourrit généralement de poissons, parce que les facultés digestives y sont affaiblies. Le mauvais air que procurent les eaux stagnantes, y contribue sans doute puissamment.

Je dois blâmer ici, sur-tout pour les personnes disposées aux vers, l'abus des laitages, des alimens trop doux, et m'élever contre l'habitude vicieuse d'offrir aux nouveaux nés un lait vieux que leur estomac digère avec peine. ANDRY affirme que c'est ce qui engendre le plus de vermine dans les corps des enfans. N'est-ce pas méconnaître en effet les vues de la nature, qui a préparé dans le sein des nouvelles accouchées un aliment médicamenteux, un purgatif doux qui convient à la faiblesse des organes de ces petits êtres intéressans que l'on tourmente, que l'on victime quelquefois par des remèdes que l'on aurait pu éviter ? Dans le premier âge, ils sont encore destinés à recevoir le mal de la part de ceux qui veillent à leur conservation : c'est une bouillie dont on n'a pas même fait cuire la farine, c'est une nourriture grossière ou trop substantielle qu'on donne aux enfans avant l'âge de quatre mois. Ces alimens ne peuvent être digérés par un estomac débile, et produisent des matières vermineuses, des vers, et différentes maladies plus ou moins alarmantes, plus ou moins dangereuses.

Pour la boisson, l'expérience prouve que l'usage de l'eau chaude rend le corps lâche par son action débilitante; et nous reconnaissons que cet état asthénique du corps est favorable à la production des vers. L'expérience prouve encore que les buveurs d'eau ont plus souvent des vers. On doit donc recommander en général l'usage modéré du vin, ayant égard à l'âge, au climat, au tempérament et à l'habitude. Les Russes n'usent-ils pas des liqueurs les plus spiritueuses, et les orientaux d'une quantité excessive d'opium, pour entretenir, disent-ils, leur gaieté, sans en être incommodés ?

Il est certain que le climat et la manière de vivre influent d'une manière très-marquée sur les individus. J'ai éprouvé moi-même dans mes voyages du nord et d'Allemagne, pendant la mauvaise saison, un état d'atonie tel, que j'ai été obligé d'avoir recours au grand usage du café, au vin généreux, même aux liqueurs plus spiritueuses, tandis que je ne pouvais en user auparavant sans nuire à ma santé, et que je suis forcé d'en user encore avec beaucoup de modération dans les pays méridionaux de la France.

Il convient de fortifier les organes digestifs par l'exercice, par l'usage des toniques qui préviennent la génération de la pituite et des vers. L'usage modéré des acides, les amers, sont d'une grande utilité. Les eaux ferrugineuses offrent quelque avantage; les frictions que les anciens appréciaient davantage, tant pour la conservation de la santé que pour la cure des maladies, les bains froids, les lotions d'eau froide sur le bas ventre pour les enfans, sont encore des moyens très-utiles.

Dans l'état pathologique, on doit remédier aux lésions qui par la suite peuvent amener des productions vermineuses: par exemple, la bile est le grand ennemi des vers; lorsqu'elle ne coule pas, et qu'elle manque dans les intestins, ou qu'elle est sans énergie, il se fait des amas de mucosités dont les intestins ne peuvent se débarrasser par le défaut du *stimulus* propre. Les flux de ventre qui persistent, causent le relâchement des intestins, et sont quelquefois entretenus par cette atonie intestinale à laquelle il faut remédier. Les ulcères sont longs à guérir; les fonctions organiques deviennent languissantes; il s'établit une diathèse pituiteuse, l'élément vermineux; il est alors à propos d'avoir recours aux toniques amers qui s'opposent à la dégénération muqueuse. On n'est pas assez heureux pour prévenir les hémorrhagies; mais l'on ne doit pas abuser de la saignée, ni opérer de fortes évacuations, qui affaiblissent le corps, et favorisent la génération vermineuse.

CHAPITRE V.

Des Moyens curatifs.

JE vais parler des moyens de combattre les vers. Ces moyens doivent occuper sérieusement le médecin après la symptomatologie ; mais les anthelmentiques forment une classe si nombreuse !

Si l'on jette les yeux sur cet océan de remèdes efficaces, ou donnés pour tels, on verra combien il importe de se fixer , et de faire un bon choix fondé sur l'expérience et l'observation ; il en est aussi qui trop peu connus sous ce rapport , méritent de l'être.

Pauca et selecta. Une matière médicale faite d'après cette maxime, serait du plus grand secours à l'humanité, et au médecin qui perd beaucoup de temps à démêler ce fatras , sans pouvoir toujours y réussir efficacement, soit par le défaut d'occasions qui manquent , sur-tout aux médecins qui n'habitent pas les grandes cités, pour constater la vertu des remèdes par l'expérience , soit par le dégoût que lui inspire la lecture de ce chaos médicinal , où la même substance recommandée par les uns , est souvent regardée comme inutile ou pernicieuse par les autres ; de là vient que le médecin clinique est obligé de se faire un petit abrégé de matière médicale , composé de remèdes de prédilection , sur l'épreuve qu'il a été dans le cas d'en faire , ou sur l'autorité des meilleurs auteurs , parce qu'il

voit que cette branche de la médecine est parvenue à un
tel degré d'étendue ou de confusion, qu'elle absorberait en
entier un temps si précieux pour l'histoire des maladies,
et autres connaissances utiles.

MAX. STOLL , que nous pouvons appeler , à juste titre,
l'Hippocrate allemand , veut que les remèdes soient simples , faciles à trouver, et qu'on consulte même le goût et
l'habitude du malade; que le médecin évite une dose trop
forte, comme trop faible ; qu'il ne prescrive dans les
campagnes que ce qu'il a sous la main ; qu'il ne fasse point
de formules compliquées où les vertus des remèdes s'entre-
détruisent ; qu'il prescrive enfin les remèdes les plus
simples. Celui-là , dit-il , ne connaît pas la maladie qui
fait une formule au delà du besoin. Il ne veut pas non plus
de remèdes pour des indispositions légères, dans les maladies imaginaires , ni dans les cas incurables; mais il veut
qu'on préfère les médicamens qu'on trouve chez soi, à ceux
des pharmacies , ainsi que les moins désagréables et les
moins incertains , et qu'on flatte sur-tout le goût des enfans.

Principaux Anthelmentiques.

Les racines de fougère mâle , de gentiane , l'absynthe ,
la centaurée, la sabine , la rhue , le pourpier, le sirop de
fleurs de pêcher, l'ail , l'oignon , les graines de chanvre
pilées , la tanaisie , dite l'herbe aux vers , le marrube
blanc , la coloquinte , l'écorce de noix vertes , de lau-
rier, de simarrouba, l'écorce du Pérou, l'ipécacuanha , le
fer, l'étain, le mercure, l'assa fœtida, le tabac extérieurement , l'eau de fleurs d'oranges , le vin , l'écorce d'o-

range amère , la coralline , les huiles , l'huile de noix , fraîche sur-tout , l'huile de pétrole , le savon , l'eau froide , l'eau à la glace , le jus de citron , le suc de grenades , les amandes amères , le café , la vieille thériaque , le mille-pertuis , l'esprit de nitre , l'esprit de soufre , l'esprit de sel dulcifié, à la dose de 4 ou 5 gouttes , le semencontra , la menthe , la valériane , le *chenopodium anthelmenticum* , le camphre , la spigélie anthelmentique , la camomille , l'ammoniac , le kermès minéral , le muriate de soude, tous les sels, l'eau de cannelle , etc. etc. : il y en a une infinité d'autres , et l'on croit même ridiculement à l'influence des astres.

Purgatifs vermifuges.

Les sels , l'aloës , la rhubarbe , le jalap , l'huile de ricin , le muriate de mercure (mercure doux) , la scammonée , la gomme gutte , le diagrède sulfuré , et généralement tous les drastiques qui ne sont point pro-prement anti-vermineux , et qu'il faut proportionner à l'âge et au tempérament. Il convient toujours d'éviter les forts drastiques, comme l'hellébore, l'euphorbe, crainte de tuer les malades en voulant tuer les vers.

Vermifuges anti-spasmodiques.

Le quinquina, la valériane , l'opium , l'assa fœtida , le castoreum , l'oxide de zinc (fleurs de zinc) , l'huile animale de DIPPEL , le camphre , etc.

Remèdes donnés pour spécifiques contre les Ténia.

Le spécifique helvétique, ou le remède de NOUFFER , si connu , fut acheté par le roi de France au profit de l'humanité ; la racine de fougère mâle , qui est regardée comme un puissant vermifuge , en fait la base : les médecins en ont vu de grands effets en Suisse , en France , en Russie , en Italie. BRERA dit en avoir éprouvé de bons effets , sur des ténia armés , dans plusieurs cas , et particulièrement chez un homme de Pavie dont il rapporte l'observation dans ses leçons cliniques. BLOCH regarde néanmoins comme très-indifférente la grande quantité de fougère mâle qui entre dans cette composition. Ce n'est qu'à la vertu purgative des poudres de NOUFFER et de HERRENSCHWAND , qu'il en attribue les effets.

ALSTON proposa l'étain comme très-efficace contre les ténia : il fut préconisé par MÉAD et autres. On a employé avec succès la limaille d'étain contre le ténia armé , plus difficile à expulser , plus difficile encore s'il est vieux , parce qu'il s'accroche très-fortement. On la prescrit pendant six jours de suite , et l'on ordonne un purgatif le septième jour. Il faut être sûr de la pureté de l'étain ; s'il est mêlé avec le plomb , il cause la colique saturnine , et la paralysie des extrémités inférieures. BRERA en cite un exemple ; il se sert de préférence de la poudre d'Ethiopie de GUY , bien préparée.

Le remède de M. MATHIEU , apothicaire de Berlin , qui est un composé d'étain anglais , de poudre de fougère mâle , de scammonée , et autres substances propres à expulser les deux espèces de ténia , forme une très-bonne association , et mérite la confiance.

ODIER emploie l'huile de ricin , à la dose de trois onces par jour , pendant plusieurs jours consécutifs , contre les ténia.

M.

M. Chabert donne, comme infaillible, un mélange d'huile de thérébentine, distillée avec le carbonate d'ammoniac liquide, pour les animaux domestiques. Les médecins ne l'ont pas encore employé pour expulser les ténia humains ; il paraît cependant convenir par sa nature.

Desault imagina une méthode trop hardie et trop dangereuse, celle d'administrer alternativement une friction mercurielle, et un purgatif de muriate de mercure doux à grande dose.

Le docteur Meïer d'Erfurt ayant cru que le gaz acide carbonique était propre à expulser les ténia, ordonna à un malade de prendre toutes les heures une cuillerée à café de carbonate de magnésie, et aussitôt après une autre cuillerée de tartrite acidule de potasse. Toutes les fois que le malade prenait ce remède, après les deux premiers jours, il évacuait plusieurs fragmens de ténia avec les matières fécales.

M. Bourdier, médecin de Paris, fait usage, avec un grand succès, d'un gros d'éther sulfurique dans un verre de décoction de racine de fougère mâle, à jeun ; cinq minutes après, il fait prendre un lavement de la même décoction, dans laquelle on met deux gros d'éther ; une heure après, il ordonne deux onces d'huile de ricin, et une once de sirop de fleurs de pêcher. On continue ce traitement pendant trois jours ; ce moyen réussit ordinairement.

Van-Doeveren a obtenu de grands succès du vitriol de mars. C'est avec ce seul remède, mêlé avec le miel, que Boerhaave a expulsé un ténia de 300 aunes.

Rosenstein imagina une méthode simple, qui réussit parfaitement : il s'agit de faire avaler une quantité d'eau

F

froide après un purgatif. On sait que l'eau froide asphixie les vers ; et les détache ; alors ils sortent par la force du mouvement péristaltique, qui est toujours augmenté par l'effet des purgatifs. On peut donner l'eau froide , selon moi , avec plus de succès , immédiatement avant les évacuans, qui entraînent les vers, dans leur état de torpeur, hors des intestins. Bloch nous dit aussi que lorsque les évacuans répétés ne lui réussissent pas , il a recours à l'eau froide, qu'il fait boire au malade à jeun autant qu'il peut en avaler , et bientôt après il fait succéder un purgatif. Van-Den-Bosch , Goeze, ont recommandé les boissons fréquentes d'eau froide pour expulser les vers , même les ténia. Brera propose d'ajouter à l'eau froide, pour en obtenir un effet plus sûr , une forte solution de muriate de soude ; et, sous ce rapport, l'eau de mer bien refroidie doit être utile. Il conseille l'usage des eaux minérales , qui contiennent en dissolution du sulfate de soude (sel de Glauber.)

Les purgatifs drastiques sont certainement les remèdes qui conviennent le mieux pour déraciner cet ennemi dangereux ; mais ils doivent toujours être donnés selon les règles de l'art, crainte de causer des accidens funestes. Il faut , dans ce cas-ci sur-tout , éviter les extrêmes. On peut aussi les faire précéder de quelques boissons agréables , comme le lait, ou injecter un lavement de la même nature , et les faire suivre immédiatement après. Pour être assuré qu'on a rendu le ver solitaire en entier , il faut avoir rendu le fil par lequel il s'accroche fortement : ce fil est la trompe.

Notes sur les vertus de quelques Anthelmentiques.

Le muriate de mercure (mercure doux.)

Les anciens et les modernes ont considéré le mercure comme le meilleur remède contre les vers des intestins. ANDRY dit que le pourpier est un remède souverain contre les vers, parce qu'il contient du mercure. Mais il ne faut pas se dissimuler que dans les préparations mercurielles, on court risque d'employer des remèdes trop actifs, et d'exciter un grand désordre dans des tempéramens aussi irritables que sont ceux des enfans, si l'on n'est assuré de l'habileté et de l'exactitude de l'artiste ; c'est pourquoi il est dangereux, soit dit en passant, de prendre certaines drogues dans le commerce.

Le sucre vermifuge qu'on fait avec le mercure cru éteint dans le sucre, auquel on ajoute quelques gouttes d'huile d'amandes douces, et le mercure cru simplement bouilli dans l'eau, devraient donc avoir la préférence à cause de leur simplicité, du moins dans certains cas. J'en ai toujours éprouvé de bons effets chez les enfans pour qui ces préparations simples semblent offrir tous les avantages. VAN-DOEVEREN, qui préfère le mercure à tous les remèdes connus, raconte qu'un enfant de douze ans fut attaqué subitement de lipothymie, de convulsions, même d'épilepsie, suivie d'une fièvre quotidienne. Sur le soupçon de vers, on lui donna de l'eau, dans laquelle on avait fait bouillir du mercure, et tous les symptômes furent mitigés par l'excrétion de deux vers ronds (1).

____

(1) Obs. phys. médic. p. 295.

Je ne prétends pas pour cela exclure le muriate mercuriel doux ; cette préparation peut être d'un grand secours dans des mains habiles. Hunter a observé en Angleterre, que de petites doses, réunies aux purgatifs, sont
un excellent auxiliaire au quinquina ; il l'a encore administré, conjointement avec la scille, dans les hydropisies
qui surviennent aux fièvres rémittentes. Je pense seulement qu'on doit l'employer avec circonspection, et le
combiner avec les eccoprotiques, ou autres médicamens
qui en émoussent l'activité, dans les maladies vermineuses des jeunes enfans. Du reste, les meilleurs remèdes
sont des poisons lorsqu'ils sont mal administrés.

Brera n'admet point la propriété vermifuge du mercure, s'il n'est dans l'état d'oxide ; et parmi les oxides, il
donne la préférence au muriate mercuriel doux, et au
sulfate de mercure : mais il faut avouer qu'il n'est pas
conséquent lorsqu'il dit que ceux qui travaillent dans les
mines de mercure, sont plus sujets aux vers et aux affections vénériennes qu'à toute autre maladie, quoiqu'ils en
absorbent une quantité énorme ; il s'en suivrait qu'il est
inefficace contre ces dernières maladies. Il observe d'ailleurs que les ouvriers sont toujours dans l'humidité,
mal nourris et mal habillés ; et ce sont précisément des
causes vermineuses permanentes qui ne contribuent
pas peu sans doute à perpétuer les maux vénériens, à les
aggraver même par la dégénération muqueuse.

Bloch pense que le muriate mercuriel doux chasse les
vers comme évacuant, et non par une propriété vermifuge, parce qu'un ascaride a vécu dans la décoction de
mercure aussi long-temps que l'eau ne s'est point refroi-

die : mais on ne peut pas juger de ce qui se passe au dedans, par ce qui se passe au dehors ; et ces sortes d'expériences sont toujours vicieuses.

La coralline, mousse de Corse, ou *helmenthochorton*, semble tomber dans le discrédit, parce qu'elle est falsifiée dans le commerce à cause du grand usage qu'on en a fait, particulièrement en France. On pourrait, je crois, la remplacer avantageusement par une autre espèce de coralline qui croît sur les côtes de la Méditerranée.

LINNÉ nous apprend que la spigélie anthelmentique, dont il donne la description, est regardée dans la Jamaïque comme le meilleur de tous les remèdes connus pour détruire les vers intestinaux. Elle a une vertu narcotique, et est en vogue en Russie et en Suède. Les habitans du Bresil, les nègres et les colons des îles britanniques, lui ont donné le nom de poudre aux vers. LINNÉ affirme que c'est le remède par excellence, le spécifique contre les vers, propre à sauver beaucoup de malades, et à donner un nouvel éclat à la science de la médecine. *Amœnitates acad. seu dissertationes variæ*, vol. 5, *edit. secunda*, *pag.* 147.

La valériane sauvage, *valeriana officinalis*, est un bon vermifuge, un excellent remède dans les affections nerveuses par atonie. La valériane, qu'on croit agir par une vertu anti-épileptique, n'opère ordinairement que par l'expulsion des vers qui causent l'épilepsie, ainsi que le mercure. FABIUS COLUMNA dit s'en être guéri lui-même avec cette racine, en chassant les vers : elle est le principal ingrédient de l'électuaire de STORK ; elle est très-utile dans le traitement de la *danse de saint vite*, dont la cause est le plus souvent vermineuse.

Les feuilles de tabac, appliquées sur la région de l'estomac, sont émétiques. L'observation a prouvé aussi, principalement aux Etats-Unis d'Amérique, qu'appliquées sur
l'abdomen, elles agissent comme purgatifs anthelmentiques. On se sert toujours des feuilles fraîches pilées et
mêlées avec du vinaigre. Ce remède l'a emporté quelquefois sur le *chenopodium anthelmenticum*, l'huile de
ricin, etc. dans ce climat où les vers causent beaucoup de
ravages. ANDRY croit que la poudre de cette plante est
très-dangereuse. Il a guéri un homme sujet à l'apoplexie,
en le faisant abstenir absolument de tabac.

Le quinquina devrait être regardé en quelque sorte
comme le spécifique des maladies vermineuses, avec d'autant plus de raison, qu'il s'oppose à la dégénération muqueuse par sa vertu tonique, et qu'il peut entrer dans la
méthode prophylactique; parce qu'il combat l'état de
faiblesse que causent souvent un air humide froid, mal
sain, des alimens trop visqueux et peu nutritifs, l'eau
impure, les travaux forcés, et les passions de l'ame qui
abattent le corps et l'esprit. C'est à ces causes plus ou
moins actives, plus ou moins permanentes, qu'on doit
attribuer l'origine des épidémies vermineuses décrites par
les auteurs, parce que l'état asthénique favorise puissamment la génération des vers.

L'on a guéri plusieurs maladies qui en imposaient par
leurs symptômes, des fièvres lentes vermineuses, le
vomissement, etc.; par l'usage du quinquina, qui a procuré l'excrétion de plusieurs vers, et une prompte convalescence. On guérit quelquefois de même la toux opiniâtre des enfans. J'ai opéré la cure d'une dyssenterie

vermineuse qui avait réduit un jeune enfant à un état de marasme, avec perte totale des forces, enflure des extrémités inférieures, par l'usage d'une décoction de quinquina mêlée avec le lait. Ce remède me procura la douce satisfaction de conserver à un ami, à un père, à une tendre mère, leur enfant chéri. Linné prétend que dans la dyssenterie et dans la toux férine des enfans, les intestins sont couverts de petits vers imperceptibles qui irritent prodigieusement les organes.

Van-Den-Bosch, qui donne le quinquina à haute dose dans tout le cours des fièvres putrides vermineuses, en poudre, en décoctions et en lavemens, a observé que cette écorce supprimait les sueurs trop copieuses, quoique critiques, sans aucun danger, en domptant la cause putride vermineuse qui entretenait ces sueurs.

J'ai retiré les plus grands effets de l'usage du quinquina, dans des mouvemens spasmodiques, sur-tout chez un épileptique, tant pour chasser les vers que pour rompre l'habitude des accidens qu'avait contracté la nature en peu de temps, circonstance à laquelle les médecins doivent faire la plus sérieuse attention. J'ai donné encore mes soins à une jeune demoiselle atteinte de la maladie convulsive, qu'on appelle *danse de saint vite*, avant la révolution pubère, et j'ai été dans le cas d'observer que le quinquina avait produit une amélioration sensible par l'expulsion de plusieurs vers.

Cette maladie est le plus souvent causée par les vers; l'habile professeur de Vienne nous en fournit deux exemples. Un garçon de seize ans, bien portant d'ailleurs, eut la tête embarrassée, une ardeur au creux de l'estomac,

un gonflement dans les deux hypocondres , des nausées ,
une petite fièvre vague , une douleur au bras gauche. Les
nuits n'étaient point tranquilles ; bientôt après , les mouvemens du bras furent involontaires. Le malade eut un
accès de colère ; tous les symptômes s'aggravèrent. La
cuisse du même côté eut des mouvemens désordonnés.
La bouche fut tournée vers le côté gauche. Les premiers
symptômes augmentèrent encore d'intensité. Les remèdes
généraux lui firent éprouver du soulagement ; mais tout
à coup , sans cause manifeste , il commença à pleurer ,
à gesticuler de tous ses membres ; la tête et tous les muscles de la face étaient en convulsions , et il disait par fois
des choses hors du bon sens. Il se plaignait toujours d'un
gluten dans la bouche et sur les dents. Le camphre et
l'extrait de belladone lui furent contraires. Les purgatifs
salins le soulagèrent. Il rendit un ver et de la pituite , et
il assura alors en avoir rendu beaucoup à plusieurs reprises. Le ventre était libre ; le gluten de la bouche , les
convulsions des membres , et tous les autres accidens se
dissipèrent complétement. STOLL a observé une seconde
fois cette maladie, produite par des vers et de la pituite
dans le canal intestinal , chez une jeune fille qui avait eu
d'abord un rhumatisme fort long qui fut négligé , et dégénéra spontanément en *danse de saint vite* (1).

On a évacué plusieurs fois des vers , sans en avoir le
moindre soupçon , par l'usage du spécifique fébrifuge
donné pour guérir la fièvre. VAN-DOEVEREN rapporte
l'exemple d'un ténia rendu de cette manière.

---

(1) Méd. prat. trad. nouv. par MAHON , pag. 231 , 252 , 253

L'écorce du Pérou corrige éminemment la sensibilité vicieuse des nerfs; c'est pourquoi elle convient dans les affections spasmodiques , et j'ai dû la placer au premier rang des vermifuges anti-spasmodiques. Je puis me féliciter des succès que m'a procuré le quinquina dans un grand nombre de cas , et particulièrement dans les affections vermineuses , comme curatif et comme préservatif. On peut l'administrer , dans les cas extraordinaires , en lavemens , en bains , ou en frictions.

Avant de terminer cet article , je dois dire quelque chose de la substance de ce remède précieux. On ne sait trop jusqu'à quel point est fondée la préférence qu'on donne au quinquina rouge , en lui attribuant plus de vertus.

M. Cothenius a prouvé, par l'analyse chimique , que le quinquina rouge n'est point une nouvelle espèce de cet arbre du Pérou , mais qu'il est seulement l'écorce d'un arbre plus jeune. Le grand usage qu'on en fait est cause que l'écorce des vieux arbres n'ayant pu suffire , ou ceux-ci étant morts , il a fallu en venir aux écorces des jeunes arbres. Il dit qu'avant qu'il fût question de quinquina rouge , les apothicaires de la Poméranie le débitaient dans leurs pharmacies, et qu'ils n'en avaient point d'autre. (Voyez le mémoire inséré dans les mémoires de l'académie royale des sciences et belles lettres de Berlin , l'an 1783.)

Ce qu'il y a pourtant de vrai , c'est que , d'après l'analyse , le quinquina rouge contient plus de résine et de terre martiale, et qu'il doit être par conséquent plus énergique et plus utile à ceux dont les fibres sont trop relâchées , comme moins avantageux à ceux qui sont dans une disposition contraire.

On sait que parmi tous les métalliques, le mercure est celui qui semble mériter la préférence. L'on combine avec avantage les mercuriaux avec le camphre, qui est un correctif du mercure, et passe pour un anthelmentique assuré, d'autant qu'il peut provoquer des sueurs utiles, comme l'a très-bien vu WAGLER, habile observateur, dans son épidémie muqueuse abdominale. L'intensité des symptômes diminuait presque toujours par des sueurs nocturnes qui succédaient à un sommeil plus tranquille, et évacuaient insensiblement la cause morbifique qui obstruait les viscères, ce qui doit être rapporté à la correspondance intime, ou, pour mieux dire, à la communication de l'organe de la peau avec les viscères. Je me rappelle d'avoir été consulté un jour par un cultivateur atteint d'une diarrhée opiniâtre. Il était dans ce moment en chemise, exposé aux intempéries de l'air : c'était son habitude. Je lui recommandai de prendre une habitude contraire, et de mettre sa ceinture de laine sur la peau. La transpiration fut rétablie, et il guérit sans remèdes. J'ai vu à Paris une fille entrer à l'Hôtel-Dieu avec une sueur générale qui avait l'odeur et tous les caractères de l'urine, et n'était produite en effet que par une rétention d'urine.

Le camphre est très-indiqué, en pilules ou dans les lavemens, toutes les fois que l'élément nerveux prédomine, ou qu'il y a une grande disposition à la génération vermineuse. VOGEL a expulsé un ténia très-long avec le camphre dans une émulsion de gomme arabique.

VAN-DEN-BOSCH employait fréquemment l'écorce d'oranges, qui convient beaucoup dans le cas de mucosité des intestins, avec un mélange de la poudre anthelmentique de Stork , composée , si je ne me trompe , de racine de jalap , de valériane sauvage et de sel polychreste (aujourd'hui sulfate de potasse) dans l'oximel scillitique pris à cuillerées. Il s'en est servi avec succès contre une paralysie de la main droite , conjointement avec les purgatifs, après avoir fait un mûr examen de la situation du malade.

Pour constater la qualité anthelmentique particulière des remèdes, Redy et Baglivi ont eu inutilement recours à des expériences qui ne peuvent être concluantes , parce qu'elles sont faites *in vitro* , ou le plus souvent sur les vers terrestres qui ne sont pas de la même espèce.

On ne peut point juger ici par analogie ; cette manière de procéder est vicieuse ; les résultats peuvent fort bien en effet n'être pas les mêmes au dedans et au dehors. Ce qui ne tue pas les vers au dehors , peut les tuer au dedans par des fermentations , de nouvelles combinaisons avec les sucs gastriques , *et vice versâ* , ou les chasser en excitant les forces intérieures , et le mouvement péristaltique des intestins.

C'est aussi fort mal à propos qu'Andry croit qu'en général on peut regarder comme contraire aux vers du corps, ce qui est contraire aux vers de terre ; il conçoit que les amers , les choses salées , âcres , acides , astringentes , tuent les vers par leur mordant ; mais il ne conçoit pas que le sucre, le miel et autres choses semblables , puissent les tuer également. Je pense que ces substances ne peuvent avoir une vertu anthelmentique proprement dite , et que si elles deviennent quelquefois vermifuges , ce n'est que par circonstance, c'est-à-dire, par une certaine fermentation acide qui peut avoir lieu dans le corps.

Des Remèdes généraux.

La classe des anthelmentiques est sans contredit la plus nombreuse. On doit considérer comme anti-vermineux, et comprendre dans la dénomination générale, les acides ? les acides minéraux, *ad gratam aciditatem*, lorsqu'il y a fièvre ; les incisifs, les sels, qui conviennent pour atténuer les mucosités, ou diviser les matières visqueuses ; les martiaux, et en général les toniques, qui sont propres à prévenir la diathèse mucoso-vermineuse ; les amers sur-tout, et les purgatifs.

Les amers sont les meilleurs vermifuges. Je crois avoir démontré combien il est difficile de reconnaître la propriété anthelmentique particulière des remèdes. Il est constant qu'on a presque toujours recours aux remèdes généraux pour chasser les vers.

Si les amers, qu'on doit employer avec une certaine prudence sur les sujets faibles, ne jouissent point d'une vertu anthelmentique proprement dite par leur principe, ce qui est pourtant à présumer, ils agissent en excitant le mouvement péristaltique qui expulse les vers. Le café produit sur moi un effet rare. Dans des momens de lassitude, physique ou morale, dans les affections tristes de l'ame, j'ai l'habitude de recourir à cette boisson pour changer ma manière d'être, et j'évacue par fois des vers ; il est bon de remarquer que j'éprouve des lassitudes spontanées, auxquelles le café est plus particulièrement adapté comme vermifuge.

Les amers sont efficaces comme préservatifs, ainsi que

je l'ai déjà dit ; ils le sont comme curatifs, et sont néces-
saires pour terminer la cure dans les maladies vermineuses. Des symptômes graves, des affections spasmodiques
restent souvent après l'expulsion des vers par une habitude
de mouvemens, et il faut combattre cet état de maladie
secondaire ; car on ne peut pas dire ici, comme dans
plusieurs cas : *Sublatâ causâ tollitur effectus.* Les amers et
les anti-spasmodiques conviennent alors, principalement
le quinquina qui remplit toutes les indications, et qu'on
peut seconder par un régime qui s'oppose à la reproduction des vers. Ils sont donc employés utilement dans tout
le temps des affections vermineuses, et en état de santé,
pour en prévenir le retour.

Les amers et les évacuans sont les vrais anthelmentiques ; ils agissent sur tous les vers ; ils sont plus ou moins
actifs, et doivent être proportionnés à l'âge de l'individu,
à la constitution, au pays, à la saison, et à l'espèce de
ver qu'on croit avoir à expulser. On sait, par exemple, que
le ver rond (lombric) est très-sensible, et par conséquent
facile à détacher, tandis que le ténia ou ver solitaire est
très-difficile, parce qu'il s'accroche fortement par sa
trompe ; nous devons même observer, quant au traitement du ténia, que si on le voit en dehors, on ne doit
jamais le tirer crainte de le rompre ; le malade doit res-
ter patiemment sur le pot. On peut aider la sortie de ce
ver par des infusions amères, et l'odeur du vinaigre rec-
tifié, si le vomissement survient.

Je suis loin de penser qu'on doive faire un traitement
particulier à chaque espèce de ver par un choix de remèdes particuliers, ainsi qu'on l'a cru avec subtilité. Le

célèbre Bloch me paraît avoir prétendu , avec plus de fondement , que tous les vermifuges vantés comme spécifiques,
agissent comme excitans, évacuans ; que nous ne pouvons
pas déterminer ce qui est avantageux ou contraire aux
vers , et que tout ce que nous savons de positif , c'est
qu'ils se roidissent par l'eau froide , et qu'ils sont expulsés
par de forts évacuans avec la mucosité dans laquelle ils
se trouvent. Du reste , nous ne pouvons pas savoir , et il
importe peu , de quelle manière agissent les autres remèdes en général ; contentons-nous d'en observer les effets.

Les évacuans, les purgatifs, parmi lesquels la rhubarbe,
le jalap, le muriate mercuriel doux , méritent le premier
rang, l'émétique quelquefois, conviennent en même temps
que les amers. J'ai vu une œdématie générale guérie par un
vomitif ct. les amers , qui évacuèrent plusieurs vers. M.
Ladevèse , praticien éclairé de la ville de Toulouse , m'a
dit avoir fait de la prose sans le savoir : il donna un jour
l'émétique à un malade chez qui il voyait tout bon-
nement des saburres dans les premières voies , et le vomissement entraîna un morceau de ténia enveloppé de matière muqueuse, auquel on aperçut très-distinctement la
tête, après l'avoir lavé, avec précaution, en présence d'un
docteur prussien , qui en convint après l'avoir contesté.
Le médecin annonça dès-lors à son malade qu'il était guéri,
au moment où il croyait rendre ses boyaux , parce qu'il
rendait encore des parties de ce ver.

Les drastiques, les drastiques puissans , sont employés ,
toujours selon les règles de l'art , contre les ténia armés,
qui ne se détachent que par les fortes commotions intes-
tinales. La scammonée, la gomme gutte , entrent ordinai-

rement dans la composition des médicamens vantés contre les ténia. Les drastiques, les forts excitans, sont en grand nombre. Il faut sur-tout avoir égard à la sensibilité de l'organisme animal dans l'administration de ces sortes de remèdes. OLAUS BORRIGIUS dit qu'il n'avait jamais pu chasser le ténia que par des purgatifs, mais qu'il n'a guéri un jeune homme de 26 ans qu'après l'usage fréquent des amers.

Les évacuans sont d'autant plus indiqués, que les personnes sujettes aux vers portent un vice plus ou moins muqueux qui les dispose aux fluxions catarreuses, d'où naissent souvent les contractions spasmodiques, l'odontalgie, la céphalalgie, etc.

Une circonstance qui mérite toute l'attention du médecin, et qui offre des difficultés, *judicium difficile*, c'est que les malades sont quelquefois délivrés des vers ; et les symptômes subsistant encore, l'on peut employer mal à propos les purgatifs, les stimulans qui augmentent le mal, et peuvent produire les affections sympathiques, spasmodiques, l'épilepsie même ; c'est pourquoi il convient de mettre des intervalles dans l'administration des remèdes énergiques : on évite par là quelquefois de grandes erreurs dans la pratique. Les minoratifs, associés aux anthelmentiques, sont très-avantageux ; et nous remarquerons, en passant, que les absorbans ne sont pas des vermifuges proprement dits, mais qu'ils s'opposent à la génération des vers en corrigeant cette tendance acide qui marque le premier mode de décomposition, et se manifeste par une odeur aigre toute particulière que MORGAGNI a souvent trouvé dans le cœur durant les épidémies vermineuses, quoiqu'il n'y eût point de vers.

Il n'est point rare de voir des hémorrhagies spontanées, qui ne sont produites que par une inégale distribution des forces vitales, ou les diverses congestions qui se forment par la concentration des mouvemens spasmodiques. Les vers peuvent produire ces effets immédiatement, ou par la loi des sympathies, quoique plusieurs causes, principalement les affections de l'ame, puissent y concourir. Il est arrivé aussi que des vers ont été chassés hors du corps par l'effet des passions violentes, tandis qu'on n'avait pas pu y réussir par les remèdes d'usage.

Dans ces sortes d'hémorrhagies, qui ne sont pas ordinairement critiques, il convient d'entretenir la liberté du ventre, dans le moment de l'effervescence, par des moyens doux, et l'on doit par conséquent rejeter les purgatifs âcres qui ne feraient qu'aggraver la situation du malade. La pratique nous enseigne que s'il y a des vers dans les premières voies, il faut user premièrement des délayans, des calmans et des vermifuges en même temps, avant que d'entreprendre d'évacuer les matières vermineuses ; c'est ainsi qu'on guérit la phthisie mucoso-vermineuse au premier degré, en faisant cesser la toux par le moyen des déjections, et les fièvres péripneumonico-vermineuses qui ne sont pas accompagnées d'affections comateuses, ou d'un état inflammatoire, parce qu'il conviendrait, dans le premier cas, d'avoir recours à des remèdes plus actifs, et dans le second, d'employer la méthode anti-phlogistique avant les béchiques incisifs, tels que le kermès minéral et l'oximel scillitique.

Van-Den-Bosch a rencontré dans sa pratique un hémoptysique sujet à des douleurs dans le bas ventre, et qui présentait

présentait tous les signes d'une dégénération muqueuse. Il soupçonna dés vers , et crut devoir attaquer aussitôt la cause de la maladie par les purgatifs appropriés. Il procura en effet l'expulsion des vers , et quelque soulagement par ces évacuations alvines ; mais peu de temps après , le malade fut attaqué d'une cruelle douleur de dents , de céphalalgie , et d'une convulsion dans tous les nerfs qui se distribuent à la face ; aussi n'eut-il recours dans la suite qu'aux résolutifs et aux vermifuges , qui terminèrent la cure peu à peu. Il n'est pas douteux que si ce célèbre praticien n'avait agi avec prudence , il aurait rendu l'hémoptysie mortelle.

Il est toujours un bien que les vers sortent par le fondement , parce que les accidens sont moins à craindre ; nous regardons aussi comme un bon présage , dans les affections vermineuses qui portent sur l'orifice de l'estomac , les douleurs du bas ventre (1). On ne saurait donc trop recommander l'usage des lavemens pour diminuer la tension du bas ventre , et attirer les vers dans les gros intestins, ou les faire sortir , et les purgatifs pour les chasser , crainte qu'ils remontent vers les parties supérieures. Si les vers sont dans l'estomac , il faut employer l'émétique. Les légers évacuans, les lavemens anti-vermineux, les suppositoires et les épithèmes vermifuges , sont quelquefois d'un grand secours chez les enfans. On connaît l'embrocation d'onguent d'atharnita , qui a opéré de grands effets : il cause quelquefois des superpurgations , des tranchées , des ténesmes. On peut se servir de l'huile de

____

(1) *Oris ventriculi dolores , cum intestinorum cruciatu , intestinorum animalcula dejiciunt.* Cbac. *prænot. n.º* 285. *Foës. sect.* 11 , *pag.* 165.

G

pétrole pour liniment, contre les douleurs vermineuses. L'on en fait des frictions sur le bas ventre.

Quelques-uns ont cru que les vésicatoires étaient vermifuges : il est évident que s'ils opèrent quelquefois un si grand bien dans les fièvres vermineuses, ce n'est point directement contre les vers, mais en changeant les mouvemens trop concentrés, et rappelant par là l'équilibre des forces vitales intérieures et extérieures ; ils sont d'ailleurs très-indiqués dans les affections muqueuses.

Je dirai généralement, avant de finir, que les mêmes remèdes n'opèrent pas toujours les mêmes effets, les circonstances n'étant pas les mêmes, et par conséquent que ce qui est efficace pour les uns ne l'est pas pour tous.

On présume assez, par exemple, que le traitement qu'on emploie dans les fièvres lentes vermineuses, ne saurait convenir dans les maladies aiguës du même genre, les affections bilieuses, inflammatoires, spasmodiques ou convulsives, qui demandent chacune une méthode particulière de traitement. Aussi Wagler a-t-il observé que le muriate mercuriel doux était nuisible toutes les fois que la fièvre était de la partie : *Accensâ febre, cane ac angue magis fugienda sunt mercurialia, quorum tunc usum numquam impune ferunt ægri, sed inde notabilem virium jacturam malumque cum febre insigniter exasperatum experiuntur.* Il l'a trouvé fort utile, au contraire, dans la maladie lente des enfans qu'il décrit, lorsqu'il n'y avait pas de fièvre sensible, mêlé avec la rhubarbe et le camphre ; il a employé, avec le même succès, le mercure cru et le sucre, ou l'oxide de mercure sulfuré noir (éthiops minéral) joint à un sirop laxatif pour les plus jeunes.

C'est ainsi que dans les maladies vénériennes, il serait également dangereux d'employer indistinctement le muriate de mercure corrosif (sublimé corrosif) qui convient spécialement aux personnes phlegmatiques, et est contre-indiqué pour les tempéramens secs , sensibles , irritables , les poitrines délicates , et lorsque la vérole est compliquée d'une, diathèse scorbutique , quoique TERRAS l'ait employé , dit-il , avec avantage dans ce cas (1). Il devait sans doute combiner le quinquina avec le mercure corrosif, à l'exemple de SOUVILLE, qui a continué l'usage de cette écorce durant tout le temps du traitement chez les sujets faibles qui tendaient au scorbut ou aux maladies qui proviennent *à serosâ colluvie* (2). Ce remède paraît mieux convenir en général aux habitans du nord qu'à ceux du midi, qui en éprouvent souvent des suites fâcheuses , si on ne l'emploie avec une extrême prudence.

Enfin après l'évacuation des vers , dans la convalescence , une légère évacuation peut être quelquefois nécessaire ; mais on ne peut se dispenser, dans tous les cas , d'user du régime tonique pour corriger la disposition vermineuse prédominante par la faiblesse de l'estomac et des intestins. Les martiaux , les amers , l'écorce d'ipécacuanha , *fractâ dosi* , le quinquina sur-tout par excellence , les frictions , le mouvement du corps , sont les moyens les plus propres à fortifier les organes de la digestion , et à prévenir l'élément vermineux.

----

(1) Journ. de méd. Août 1789 , pag. 216.
(2) Journ. de méd. Juillet 1789 ; pag. 25.

CHAPITRE VI.

Observations pratiques.

PREMIÈRE OBSERVATION.

Fièvre inflammatoire (1) *causée par les Vers.*

UN jeune homme âgé de vingt ans, d'un tempérament sanguin, fort et vigoureux, vivant dans l'intempérance, éprouvait souvent des symptômes alarmans, qu'on regardait comme des attaques d'indigestion, parce qu'il était gros mangeur. Le trouvant dans cet état, on eût dit voir tout à coup un épileptique par ses mouvemens spasmodiques, ou un apoplectique, d'après la couleur en quelque sorte violette du malade, et le gonflement du système vasculaire.

Je résolus de voir ce malade de près, lui ayant procuré un soulagement sensible par la saignée. Je découvris dans mes questions réitérés, que ces sortes de mouvemens désordonnés étaient ordinairement précédés de douleurs dans le bas ventre; ce qui me fit soupçonner des vers, et recourir par conséquent aux anthelmentiques, sans pouvoir néanmoins obtenir le signe non équivoque.

Je vis un jour ce malade dans un état d'anxiété, avec menace de délire, et j'eus recours aussitôt au moyen qui

____

(1) Fièvre angioténique de Pinel, synoque simple.

m'avait si bien réussi d'abord : mais cette fois la saignée n'apporta aucune amélioration ; ses yeux devinrent étincelans ; le tissu de la peau fut marqueté de rouge , et bientôt les taches furent réunies. La peau était sèche , brûlante , et si rouge , qu'elle paraissait teinte de sang ; la langue était aride , âpre , et point chargée ; le pouls d'abord petit , mais serré , ensuite plein et fréquent , avait acquis beaucoup de vîtesse.

La fièvre étant ainsi développée , je ne me rebutai point, et je persistai dans la phlébotomie , ayant soin d'inonder le malade d'eau-de poulet et de limonade pour tempérer l'orgasme : cet orage finit par une sueur abondante.

Jusque là je n'avais fait que la médecine symptômatique , et je présumai qu'il restait encore quelque cause cachée. Mon pronostic se réalisa peu de jours après, lorsque le malade eut fait usage du quinquina mêlé avec le nître que je lui avais conseillé pour prévenir les retours périodiques ; il rendit en effet un peloton de vers lombrics , et en a rendu plusieurs durant sa convalescence , jusqu'à ce qu'il a recouvré une parfaite santé.

DEUXIÈME OBSERVATION.

Phthisie vermineuse.

Un militaire revenant du fond de la Pologne avec une permission d'aller en France, entre à l'hôpital ; il ne peut plus continuer son voyage , malgré le vif désir d'arriver au sein de sa famille. Sa physionomie décomposée fixe d'abord mes regards.

J'observai les crachats purulens , la diarrhée , les sueurs, la fièvre lente , la prostration des forces , symptô-

mes qui caractérisent le dernier degré de la phthisie
pulmonaire. Il était âgé de vingt-un ans, issu de parens
sains ; il n'avait jamais éprouvé lui-même aucune maladie
grave, mais il était d'une complexion délicate.

Le malade évacuait des vers, et avait constamment le
signe que Monro regarde comme le plus certain, la
grande dilatation de la pupille, ainsi qu'une douleur
constante du côté droit au-dessous des fausses côtes.
L'affection morale avait beaucoup aggravé son état, et
accélérait sa fin. Il avait une nostalgie insurmontable,
dont on n'a point vu d'exemple, même chez les Suisses,
qui sont le plus sujets à cette maladie. J'ai ranimé un
soldat suisse qui en était atteint, avec prostration de
forces, en lui procurant une douce illusion par des chan-
sons de son pays que lui chantaient ses camarades, ses
compatriotes convalescens.

Ce phthisique succomba le huitième jour au moment où
il disait lui-même avoir éprouvé beaucoup de soulagement de l'extrait de quinquina et du régime que je lui
avais prescrits.

J'ordonnai l'ouverture du cadavre, qui nous fit voir
dans la cavité abdominale, 1.º l'épiploon ramassé du côté
gauche ; 2.º les intestins grêles refoulés vers l'hypocondre
droit ; 3.º le foie gorgé, livide, granuleux, et une
partie du grand lobe squirrheuse ; 4.º le pylore et le duodenum phlegmoneux, et des vers lombrics en dedans
et en dehors. La génération de ces insectes paraissait
avoir été très-active.

Le poumon, qui était d'une couleur presque naturelle,
avait intérieurement quelques tubercules considérables,

et des hydatides qui n'étaient point des vers vésiculaires comme je l'avais cru d'abord , mais seulement de petits sacs lymphatiques.

TROISIÈME OBSERVATION.

Fièvre continue causée par les Vers.

Un soldat entre à l'hôpital avec une fièvre continue. Il se plaint de lassitude et de nausées ; il est inquiet , accablé, découragé. J'ordonne l'ipécacuanha sur le champ : il vomit , avec des matières indigestes, deux vers lombrics, et éprouve du soulagement ; la fièvre diminue , et devient intermittente. Le troisième jour , un purgatif vermifuge lui fait pousser une selle abondante, avec plusieurs gros vers de la même espèce , et des ascarides. La fièvre cesse entièrement. Le malade recouvre l'appétit et ses forces en quelques jours. On peut dire dans ce cas-ci : *Sublata causa tollitur effectus* , ce qui n'est pas toujours vrai en médecine.

QUATRIÈME OBSERVATION.

Colique vermineuse.

Un soldat bavarois , entré à l'hôpital , ne présentait aucun symptôme morbifique ; je jugeai qu'il avait seulement besoin de repos. Un jour , à la visite du soir, je fus appelé auprès de lui ; je le trouvai dans un état de délire , sans fièvre, auquel succédait bientôt un moment de calme.

Interrogé , il me répondit qu'il avait une colique affreuse. Cette douleur *subite,* et une extrême dilatation de la pupille , ne devaient point me laisser de doute sur le diagnostic. Je lui fis donner *illicò* une potion huileuse avec la teinture de laudanum ; le calme devint permanent. Je fis usage des vermifuges prescrits par le formulaire des hôpitaux, et le malade rendit des vers par haut et par bas durant la huitaine, qui suffit pour lui permettre de se mettre en route. Quelque chose de particulier que je ne dois pas omettre, c'est que tous les jours, à la visite du matin, je jugeais s'il en rendrait dans le jour. Ses yeux languissans, et la dilatation plus ou moins grande de la pupille, étaient pour moi des signes de conviction, et je n'étais point trompé dans mon pronostic.

CINQUIÈME OBSERVATION.

Espèce de Colera-morbus vermineux, terminé par une mort apoplectique.

Un militaire polonais est conduit à l'hôpital ; il se plaint d'une toux, avec vomissement, qui ne peut être calmée : il était âgé de vingt-cinq ans, fort, et n'avait point eu d'autre maladie. Le cinquième jour, le vomissement devient continuel, et est accompagné d'un devoiement considérable ; le pouls est assez naturel. A midi, le malade se plaint d'un obscurcissement dans les yeux, d'une violente céphalalgie, avec des signes de pléthore locale ; une saignée le rétablit. Le soir, il se plaint de douleurs dans les membres ; les évacuations sont aussi abondantes ; tous les secours sont infructueux. Le malade éprouve dans la nuit un mal-aise général, qui précède un état apoplectique dans lequel il succombe.

La marche rapide de la maladie, les douleurs dans les membres, l'obscurcissement de la vue, me font présumer que les vers ont excité ce désordre. Je fais procéder à l'ouverture du cadavre sous mes yeux.

Comme l'estomac me paraissait avoir été le viscère le plus affecté, je l'examinai d'abord. Nous aperçûmes quelques taches livides, gangreneuses sur la surface externe, et nous trouvâmes des matières gélatineuses, et trois vers lombrics dans sa cavité. J'appris dans ce moment du chirurgien de garde, qu'il avait extrait de la bouche du malade un ver rond très-long à l'instant même de sa mort. Il semble que les vers fuient le cadavre : *sunt animalia viventia intra corpora viventia*.

Nous parcourûmes ensuite tout le tube intestinal, sur lequel on voyait des points gangreneux, et persuadé que les intestins contenaient aussi des vers, j'en recommandai l'examen aux chirurgiens allemands, qui n'en virent point ; mais ayant ouvert les intestins dans leur longueur, je découvris encore trois vers, comme chatonnés dans la membrane interne, de la même manière que je l'avais observé sur le cadavre d'un enfant de dix ans mort épileptique dans l'Hôtel-Dieu de Paris. Au moment où on allait renoncer aux recherches, après un examen attentif, l'on découvrit un ver de moyenne grosseur, chatonné dans la membrane interne du duodenum, à côté de la valvule, où il semblait avoir fait son habitation ordinaire.

Le pancréas et les glandes du mésentère étaient dans un état d'induration ; l'examen de la poitrine ne nous offrit rien de particulier, le poumon était dans l'état naturel. La tête nous fit voir les veines cérébrales extrêmement dilatées, et la masse du cerveau rouge, comme teinte de sang, sans épanchement sanguin ni séreux.

SIXIÈME OBSERVATION.

Douleur abdominale chronique causée par les Vers.

Une dame âgée de 5o ans , ou environ , d'un tempérament vif, sanguin, issue de parens sains, n'ayant éprouvé aucune maladie depuis son enfance , était attaquée d'une douleur abdominale qui l'inquiétait , et avait tellement exalté sa sensibilité , qu'elle ne pouvait endurer la pression la plus légère ; elle avait fixé l'attention de plusieurs médecins : tantôt c'était une péritonite lente , tantôt c'était une affection purement spasmodique , d'après les divers symptômes qui étaient observés chez elle , etc. ; on avait été même jusqu'à croire qu'elle jouait les médecins en simulant plusieurs maladies , parce qu'elle n'avait pas la physionomie malade , et qu'elle jouissait de son appétit ordinaire.

Un jour j'étais auprès d'elle à la questionner , pour tâcher de parvenir à la connaissance de la nature de sa maladie : elle eut dans cet instant un trémoussement subit , et se plaignit avec moi d'une grande démangeaison au nez qu'elle frottait rudement. J'eus alors des soupçons bien fondés , sur-tout lorsque j'appris d'elle qu'elle avait du mal-aise, et une grande quantité de salive à jeun. Pressé par la présence des symptômes vermineux qui semblaient ne laisser aucun doute , j'affirmai que cette dame avait une affection vermineuse ; j'en fis part au médecin ordinaire. Les anthelmentiques furent employés ; elle expulsa des vers , et ayant éprouvé un soulagement marqué qui lui permit d'agir , elle reprit ses occupations ordinaires.

Je la vis ensuite plusieurs fois , et j'appris qu'elle en évacuait encore de temps en temps. Je lui conseillai de prendre du bon quinquina pour terminer la cure , et sa santé devint très-bonne.

SEPTIÈME OBSERVATION.

Hématurie vermineuse.

M, P......... officier italien , robuste et vigoureux , âgé de vingt-trois ans , n'ayant jamais été malade , supportait les fatigues de la guerre avec constance , au point que ces travaux pénibles ne lui paraissaient que des jeux de récréation ; il faisait impunément tous les excès auxquels le portaient son âge et la vie militaire , et plus particulièrement depuis son arrivée à Paris. Il était naturellement gai , livré à tous les plaisirs de la vie. Il eut tout à coup le courage abattu , la céphalalgie , l'anorexie , la néphralgie , des douleurs vagues dans les membres , par fois des douleurs piquantes dans la région abdominale , et une hématurie , ce qui le détermina à demander mes conseils.

Après une mûre réflexion , je déclarai que je le croyais tourmenté par les vers ; j'ajoutai que personne n'en est exempt , et qu'il ne devait pas l'être lui-même , malgré ses qualités physiques , à cause du régime et des fatigues de son état dans des climats divers. Tout ce raisonnement lui semblait dérisoire , et il me dit plaisamment : Ah ! bon Dieu , ce n'est que ça ? Je pars ; et il partit pour Versailles. Peu de jours après , il revint chez moi me consulter sérieusement pour une incommodité nouvelle. Les

premiers symptômes, dont quelques-uns avaient augmenté
d'intensité durant son absence, avaient disparu ; l'hématurie était intermittente : c'était un violent ténesme qui
le fatiguait dans ce moment. Je lui ordonnai des lavemens
acidulés avec le vinaigre, la tisane de fougère mâle, et
un grain d'opium gommeux le soir, à continuer quelques
jours ; il rendit d'abord un ver lombric prodigieusement
long, et il trouva un changement favorable dans sa
manière d'être. Le lendemain, il aperçut dans une selle,
provoquée par un minoratif, des débris de vers qui lui
firent présager l'issue du combat que lui avait livré l'ennemi intérieur par le soulagement qu'il éprouvait dans sa
délivrance. « L'ennemi est détruit, me dit-il : vous aviez
» raison, docteur ; je n'aurais pas cru qu'un vil insecte
» pût faire autant de mal. » Il me remercia, et me témoi-
gna beaucoup d'affection. Dès cet instant, il ne cessait de
m'adresser des individus de sa nation, de tout sexe,
croyant que tous leurs maux avaient la même cause : il
s'éloigna de la capitale, et m'écrivit trois mois après, sur
mon invitation, qu'il n'avait plus éprouvé d'accident, et
qu'il jouissait de la meilleure santé.

HUITIÈME OBSERVATION.

Fièvre Catarrale vermineuse.

M. C. R...... jeune homme intéressant, âgé de 17 ans,
d'un tempérament faible, sujet à une petite toux
habituelle, ne consultait pas toujours ses forces, parce
qu'il avait le goût et la vivacité de son âge, quoiqu'il eût
besoin d'un ménagement particulier tant en maladie

qu'en santé : il s'écartait quelquefois des règles diététiques qui lui étaient prescrites par les médecins. Il se livra un jour imprudemment à un excès de danse qui le mit tout en nage ; il but dans cet état de l'eau froide, resta dans l'inaction, fut même se coucher sans avoir la précaution de changer de linge ; il sentit un froid vif pendant le reste de la nuit. Il eut pendant quelques jours des frissons, l'anorexie.

Je fus prié de le voir le 1.er Novembre ; il avait la fièvre, la céphalalgie, mouchait du sang avec les matières muqueuses ; il avait de plus une inflammation à la gorge, et le dévoiement. Un gargarisme adoucissant, les diaphorétiques simples, les lavemens émolliens, furent les premiers moyens mis en usage.

Le 3, les yeux devinrent étincelans, fixes ; la pupille était très-dilatée : eau de fleurs d'oranges, infusion d'*helmenthochorton*, petit lait, eau de menthe pour boisson ordinaire.

Le 8, éruption volcanique, des quintes de toux, une petite fièvre continue, la figure enflammée, une chaleur immodérée, furent le prélude d'évacuations très-abondantes par l'organe de la peau et par les selles. Ces mouvemens contraires de la nature, et ces fortes évacuations, me parurent suspects, et me firent craindre la chute des forces, qui pouvait être funeste au malade ; je pensai que ces mouvemens désordonnés, fussent-ils critiques, devaient être réprimés.

Pour obtenir cet effet, je supprimai d'abord tous les remèdes qui portaient leur action vers la peau ; je prescrivis en même temps une tisane de fougère mâle miellée, et une once et demie de sirop de pavot blanc, à prendre sur le champ. La nuit suivante, le malade fut troublé dans le repos qu'il aurait goûté probablement ; il le goûta dans la journée du lendemain , et n'eut plus de dévoiement ; les sueurs furent modérées. Ce sirop fit des merveilles.

Le 10 , le malade rendit par le haut deux gros vers ronds vivans. On sait que les affections catarrales sont le plus souvent accompagnées de vers, et je dois observer ici que j'ai rarement employé les préparations d'opium dans ces sortes de cas , sans en obtenir l'excrétion.

Le 14 , une transpiration salutaire remplaçait les sueurs ; le pouls, souple et tranquille, caractérisait le retour à l'or-dre, et la marche régulière qui convient à la nature pour la solution des maladies. J'ordonnai la continuation de la tisane de fougère mâle et la décoction de lichen d'Islande , pour le soir , pendant plusieurs jours consécutifs.

Le 24 , la maladie jugée , le malade fut purgé avec une once et demie d'huile de ricin : on aperçut un ver dans les déjections. Il entra dès-lors en convalescence avec un appétit bien décidé , qui se ralentit quelques jours après , parce qu'il était trop satisfait. La langue n'était point nettoyée ; elle était au contraire recouverte habituellement d'un enduit blanchâtre vers la pointe, et noir à la racine. Comme je crus que cet état de la langue tenait plutôt à l'inertie des glandes , ou des organes de la digestion , qu'à la gastricité , le quinquina et le café furent employés comme toniques et vermifuges. (Le quinquina détruit non-seulement les vers , mais s'oppose encore à la diathèse vermineuse : c'est un remède précieux sous tous les rapports. Ce n'est point qu'il soit sans inconvé-nient par la mauvaise administration , comme bien d'au-tres, tels que l'opium , l'ipécacuanha, qui sont également précieux, *abusus tollit usum* ; mais il n'est pas moins vrai qu'on ne peut pas faire la médecine avantageusement sans le secours de ces trois substances médicamenteuses.)

Une convalescence pénible affectait le malade, ce qui me décida à continuer l'usage du quinquina réduit en poudre très-fine , à la dose de 25 grains , et délayé dans un peu de vin généreux , tous les matins , à jeun : les premières prises furent purgatives. Ce remède et un bon régime , terminèrent la cure , et le malade prit , dans son état de santé , un embonpoint et une fraîcheur qu'il n'avait jamais eus, qui le rendaient méconnaissable , et qu'on remarquait chez lui avec beaucoup d'étonnement.

NEUVIÈME OBSERVATION.

Fièvre adynamique éminemment vermineuse.

Mlle C. R......, âgée de 8 ans, d'une constitution frêle, valétudinaire, n'ayant jamais éprouvé de maladie grave, avait depuis quelques jours une langueur , du dégoût , une chaleur âcre, l'insomnie, le pouls faible , et tombait dans un état de dépérissement qui n'était que le prélude d'une forte maladie.

Le 15 Novembre dernier , cette enfant se plaignit tout à coup de frissons et de fréquentes nausées. Je prescrivis sur le champ six gouttes de sirop de Glauber , fort usité dans le midi ; mais comme la mère parut marquer beaucoup de répugnance pour ce vomitif , j'eus recours à l'ipécacuanha en lavage : celui-ci évacua par haut et par bas quelques matières qui n'étaient point propres à faire connaître le caractère de la maladie ; il n'opéra même pas son entier effet. Il y eut pourtant une diminution de symptômes.

Le 17, cette petite entre dans une fièvre continue avec redoublement. J'observe constamment chez elle la dilatation de la pupille , la démangeaison au nez , un ton absolu , les yeux fixes , des douleurs poignantes dans l'abdomen, la rêverie ; ou une sorte de délire ; les urines crues , abondantes ou supprimées. J'use de la méthode délayante, et de plusieurs vermifuges.

Le 19, aux divers symptômes mentionnés se joignent encore des enflures fugaces des pieds , et l'œdématie plus constante du visage. La fièvre consume ses forces ; j'ordonne la limonade sulfurique , *ad gratam aciditatem.*

Le 24, la langue noirâtre , l'haleine fétide (c'était l'odeur putride vermineuse), le pouls par fois intermittent , de légers soubresauts dans les tendons , les paroxysmes irréguliers , donnent à la maladie un caractère évidemment ataxique : je prescris une infusion de quinquina.

La position de la malade , et sa faible organisation me faisaient naître des craintes que je communiquai aux parens pour les placer entre la crainte et l'espérance dans le moment du danger, et je demandai qu'il me fût associé un collègue. Leur confiance fut toute entière ; je redoublai mes attentions. Il ne faut jamais désespérer dans l'art de guérir ; la nature a des moyens inconnus qui sont malheureusement détruits quelquefois par le grand nombre de médicamens appliqués d'une manière désordonnée par ceux qui n'observent rien en médecine. Ce n'est pas de la multiplicité des remèdes que dépendent

les

les succès , mais du choix et de l'application simple en temps utile : c'est ma confession de foi médicale.

Tout me prouvait que j'avais une affection vermineuse à combattre : c'était pour moi jusqu'à l'évidence ; mais il manquait le signe non équivoque , l'excrétion des vers , pour convaincre les assistans , et me donner une entière satisfaction. Je mis en usage la racine de fougère mâle , l'helmenthochorton , l'eau de menthe , l'eau de fleurs d'oranges , les lavemens d'égale quantité de lait et d'eau ; je permis de boire de l'eau froide ardemment désirée.

Le 27 , un lavement attira au dehors deux vers lombrics, dont l'un mort et l'autre vivant , et procura un grand soulagement à la malade.

Le 29 , elle poussa naturellement une selle glaireuse , n'eut point de fièvre. Le moment me parut favorable pour évacuer la cause morbifique ; mais la difficulté de lui faire prendre un purgatif désagréable , me parut insurmontable : c'était d'ailleurs l'enfant gâté de la maison. Je prescrivis par mon ordonnance dix grains de jalap , mêlés avec le sucre , dans une cuillerée d'eau de fleurs d'oranges, et du petit lait par-dessus. Ce purgatif simple décida des évacuations abondantes d'un *magma* putride, ou de matières vermineuses, où l'on voyait des fragmens de vers. La fièvre cessa entièrement le soir.

Le 30 , une petite fièvre avec exacerbation ; tisane de fougère, lavement, calmant le soir. Le lendemain , amélioration , sommeil , absence de la fièvre , et la petite va de mieux en mieux. L'appétit commence ; elle entre en pleine convalescence : l'usage du quinquina à petite dose lui redonne la santé.

H

DIXIÈME OBSERVATION.

Fièvre ataxique vermineuse.

La veuve B...... âgée de 65 ans , d'un tempérament sanguin , irascible , issue de parens sains , avait joui de la meilleure santé dans toute sa jeunesse. Elle fut mariée à l'âge de 30 ans : elle mit quatre enfans au monde ; le dernier , à l'âge de 40 ans. Elle eut par intervalles , après ce dernier accouchement , une chute de matrice dans le vagin ; ses menstrues cessèrent en même temps. Elle devint sujette aux vers , et à des coliques qui provoquaient toujours le déplacement du corps de la matrice , qui rentrait néanmoins dans sa position naturelle après l'expulsion de quelque ver. Il y a environ huit ans qu'elle éprouva une vive douleur sciatique dont elle ne put guérir entièrement , et qui l'a laissée incommodée depuis , au point qu'elle ne peut exécuter le mouvement d'extension de la jambe du côté gauche.

Cette femme était très-laborieuse , livrée à toutes les fatigues propres à son sexe pour vivre du fruit de son travail : elle allait dans l'eau sans ménagement pendant la saison la plus rigoureuse ; elle avait dans ces derniers temps une affection morale. La mort de son mari l'avait affectée péniblement ; elle le rappelait sans cesse à son souvenir avec des sanglots et des soupirs : cet état mélancolique tendait évidemment à diminuer ses forces organiques.

Le 16 Octobre 1815 , elle tombe malade ; le 20 , on me prie de la voir , et j'observe les symptômes suivans : tête pesante et douloureuse, langue sèche et noire, sans soif ; les yeux chassieux et languissans ; une petite éruption boutonnée sur les lèvres et le nez ; une toux incommode sans expectoration ; l'odeur vermiueuse ; la constipation ; la peau sèche et brûlante ; le pouls petit, vîte et intermittent ; la face décomposée : le pronostic était fort douteux.

De suite, limonade vineuse, décoction de quinquina, vésicatoires aux jambes. Le lendemain, la malade pousse une selle, avec deux gros vers ronds, qui produit une amélioration sensible : limonade pour boisson ordinaire, vin de quinquina. Le surlendemain, même déjection ; un petit dévoiement commence, et entraîne des vers journellement. Elle éprouve des exacerbations : forte décoction de quinquina ; la langue se nettoie, et devient humide.

Le 28 et le 29, un dévoiement plus considérable paraît juger la maladie. Le 31, je donne l'huile de ricin, et j'obtiens plusieurs selles vermineuses au grand avantage de la malade, qui a la force de se lever et de marcher. Dès ce moment, elle entre en pleine convalescence, pendant laquelle elle fait usage de la tisane de fougère mâle. Elle paraît aujourd'hui délivrée des vers, de son incommodité habituelle et de ses douleurs ; elle est parfaitement rétablie, et mieux portante qu'auparavant.

ONZIÈME OBSERVATION.

Douleurs sciatiques causées par la présence des Vers à la suite d'un accouchement.

La femme G...., âgée de 40 ans, d'un tempérament lymphatique, issue de parens sains, n'avait éprouvé aucune maladie grave dans le cours de sa vie : elle avait été sujette aux vers sans en être incommodée ; elle jouissait plus particulièrement d'une bonne santé depuis environ dix ans ; elle avait eu plusieurs couches heureuses. Dans la dernière couche, qui eut lieu au commencement du mois de Décembre 1811, il n'en fut pas de même, quoiqu'elle eût été bien portante durant tous le temps de sa grossesse. Les suites furent fâcheuses : les douleurs d'enfantement semblaient se perpétuer par accès, et se terminer par une double sciatique ; cependant les lochies avaient coulé, et il n'y avait pas lieu de présumer que l'accouchement fût la cause du dérangement de la santé de la nouvelle accouchée.

Née dans la classe indigente , cette pauvre femme avait laissé passer deux mois sans réclamer les secours de l'art ; elle avait tiré elle-même, avec ses doigts, un ver rond qui venait de l'estomac par l'œsophage , vers la fin du premier mois ; à la fin du second , je fus appelé pour examiner la malade , cruellement tourmentée par ses douleurs qui prenaient naissance vers les lombes , ou dans la région hypogastrique, et se propageaient à la face externe des cuisses, particulièrement du côté gauche, sans s'étendre au delà.

Vue avec attention, voici les symptômes que je remarquai : douleurs pongitives dans l'abdomen , dilatation des pupilles , prurit du nez , diarrhée , ténesme, maigreur , pouls petit et irrégulier, sueurs générales , figure décomposée. La malade avait dans ce moment des douleurs atroces , et réclamait du repos. Je lui administrai sur le champs trente gouttes de vin d'opium, dans quatre onces d'eau de laitue ; elle expulsa le lendemain six vers lombrics vivans, par le vomissement, et trois par le fondement. Comme l'élément nerveux prédominait encore, je répétai la même potion. Le troisième jour, amélioration, cessation des douleurs, de la diarrhée et du ténesme. Si l'humanité et la charité me faisaient un devoir de lui donner mes soins, son affection m'offrait aussi beaucoup d'intérêt dans mes recherches sur les maladies vermineuses.

J'avais à combattre une prostration de forces et l'affection vermineuse : j'eus recours au vin généreux ; je prescrivis une once d'huile de ricin, à jeun, et je fis composer un électuaire tonique et vermifuge de la manière suivante :

Prenez de quinquina de bonne qualité, réduit en poudre très-fine , ... 8 grammes.

Semencontra pulvérisé, ... 4 grammes.

Sirop d'absynthe, ... Q. S.

Mêlez, divisez en huit prises.

Le sixième jour, la malade poussa une selle, dans laquelle on découvrit trois vers ronds d'une grosseur peu ordinaire : elle passa incontinent à l'usage de l'anthelmentique prescrit, qui lui fit recouvrer l'appétit ; elle digéra les alimens grossiers dont elle était obligée de se nourrir, et pour lesquels ses organes digestifs semblaient être sans énergie auparavant. Le dixième jour, elle rendit encore un ver ; elle eut du lait pour son enfant. Le quatorzième jour, elle fut très-bien ; il ne lui restait que des sueurs nocturnes, et une douleur pesante dans le fémur du côté gauche. J'envisageai ces sueurs comme critiques, et je n'employai aucun purgatif ; je me conten-

tai de lui ordonner la décoction de racine de fougère
mâle , et un peu de bon vin à la fin de chaque
repas. Ces sueurs évacuèrent sans doute les matières
muqueuses qui accompagnent toujours les affections vermineuses , puisque diminuant tous les jours, elles finirent
en terminant la cure. La malade jouit depuis ce temps de
la santé la plus brillante , et pour la conserver , elle fait
un usage fréquent des amers , qui fortifient le corps , et
s'opposent à la génération vermineuse à laquelle son
tempérament semble la disposer.

DOUZIÈME OBSERVATION.

Observation physico-médicale vers le huitième mois d'une
grossesse.

Une dame à la fleur de l'âge , et d'une organisation
parfaitement développée, d'un tempérament sain et vigoureux , d'un caractère vif et emporté , rendait spontanément des vers qui lui causaient des douleurs très-piquan-
tes. Elle était vers le huitième mois d'une heureuse grossesse, et se plaignait , dans ce dernier temps , de lassitudes
qu'elle ne pouvait vaincre que par le sommeil : son
sommeil n'était pas tranquille ; on voyait qu'elle éprouvait du mal-aise , des anxiétés , par le fréquent changement de place et de situation dans son lit ; et dans le
moment où elle jouissait d'un calme parfait , il me semblait entendre des cris du fœtus. Elle est devenue mère
pour la première fois , après beaucoup d'efforts, au terme
ordinaire , d'un enfant gros et gras, bien conformé et sé-
millant , sans aucune suite fâcheuse.

Etonné d'un pareil phénomène, je résolus de prêter une oreille attentive pour distinguer ce bruit, parce que dans les affections hypocondriaques et hystériques, dans le cas d'indigestion même, l'on entend une sorte de bruit, des borborygmes dans les gros intestins, ce qui pourrait en imposer ; je me méfiais de mes sens, je collai mon oreille sur divers points de la région abdominale, particulièrement dans le silence de la nuit, et je crus entendre des cris du fœtus ; la sage-femme présente, le crut aussi.

Un de mes amis, américain d'origine, très-instruit en médecine, m'avait communiqué une lettre écrite en latin de la Grande-Bretagne, sur l'observation d'une femme enceinte dont le fœtus criait assez fortement, dont les habits étaient secoués comme si elle éprouvait des mouvemens convulsifs sur toute l'habitude du corps, qui tombait ensuite en syncope ; et pendant cet abattement de forces, on entendait parfaitement criailler le fœtus, ce qui jetait l'épouvante parmi les assistans ; mais quoique j'eusse regardé alors ce récit comme une fable, un pareil fait avancé devait naturellement provoquer mon zèle, et redoubler mon attention dans cette circonstance, parce qu'il convient de mettre une application constante dans la recherche de la vérité.

La solution parfaite de ce phénomène me parasssait impossible. Je me faisais néanmoins une manière de voir, et je disais que, dans ce cas, le fœtus dont la mère éprouvait des mouvemens convulsifs, suivis d'un état de syncope, était probablement attaqué d'une affection épileptique qui occasionait l'ébranlement du système nerveux ; et l'on sait qu'il est de l'essence de l'épilepsie que celui qui en est attaqué tombe, et pousse de hauts cris ; que le fœtus fortement agité à des époques périodiques , pouvait imprimer à l'utérus un tel degré de sensibilité ou d'aberration du principe de vie , qu'il en changeât les facultés physiques, ou la manière d'être , et rendît peut-être les parties environnantes plus propres à transmettre le son. Dans cet état , la mère et le fœtus étaient tellement identifiés, que l'irritation qu'éprouvait la matrice la faisait réagir sur le fœtus, qui était affecté à son tour d'une manière douloureuse ; de sorte que par cette réciprocité d'action ou de sympathies , la mère devenait en quelque façon son organe durant cette prostration de forces observée chez elle , ou pour mieux dire , la suspension de l'action du principe de vie pendant laquelle ses cris perçaient plus facilement dans le silence de la nature. On peut affirmer ici , avec l'autorité des meilleurs praticiens , que ceux qui naissent atteints de ce vice sont incurables.

Je pensais qu'on pouvait croire aussi , avec quelque vraisemblance, que cette femme était enceinte de quelque espèce de monstre, d'après la gravité des symptômes ou accidens : d'ailleurs nous n'avions pas appris l'issue de cette grossesse , et nous savons que dans ces sortes de cas les affections sont très-graves jusqu'à l'accouchement , souvent même funestes. Du reste , il est constant que certaines femmes éprouvent des symptômes faux et extraordinaires dans leur grossesse.

Quant au sujet de mon observation , il n'en était pas de même : point de symptômes graves ; la mère n'éprouvait aucun changement considérable dans son économie animale ; elle n'avait que du mal-aise , ou des douleurs de vers très-vives qui faisaient craindre une fausse couche. On ne peut néanmoins disconvenir de l'analogie , particulièrement pour le moment où les cris du fœtus se faisaient entendre. Chez l'une, c'était à la chute des forces vitales , lorsque le calme succédait enfin à l'orage ; chez l'autre , c'était durant le sommeil, pendant lequel le principe de vie perd considérablement de son énergie ; de sorte qu'il était évident que ce moment où le principe de vie ralentit ses mouvemens , ou cède à une puissance trop active , paraissait le plus propre à transmettre la voix du fœtus.

En parcourant divers auteurs , je voyais des choses vraiment étonnantes , surnaturelles , dans la fécondité de l'espèce humaine.

L'on parle d'une femme de Toulouse qui a éprouvé anciennement des douleurs souvent répétées pendant vingt-cinq ans , particulièrement au temps ordinaire de la gestation. Cette femme , au rapport de François BAILE , eut du lait dans les seins , et éprouva des symptômes qui semblaient annoncer un accouchement prochain.

ALBOSIUS a vu une femme qui porta , durant l'espace de plusieurs années , un fœtus qui fut converti en pierre, et succomba enfin à ses cruelles souffrances (1). Des anatomistes ont observé différentes pétrifications dans le corps

---

(1) *Enarratio embrii cujusdam longa temporis mora in matris utero in saxeam duritiem concreti , et ex gestantis cadavere extracti in vetusto gallorum Senonum oppido 16 Maii 1582.*

humain. Diemebbroeck a vu chez un adulte le membre
viril pétrifié. Je dois remarquer ici que nous avons en
nous les élémens qui forment la substance pierreuse,
et qu'il suffit d'une cause occasionelle pour déterminer ces
sortes de congestions terreuses ; ou *phosphates*, plus ou
moins cohérentes. On sait que le *phosphate* de chaux,
qui est une pierre saline, blanche, opaque et dure, est la
base du squelette des hommes et des bêtes.

Mercurial fut consulté pour une femme qui, après
quinze années de stérilité, pendant laquelle elle éprouvait des affections graves qui avaient leur siége dans
l'utérus, devint enceinte, et fut délivrée de tous ses
maux. Cette femme portait sa grossesse depuis quatre ans,
et affirmait elle-même que l'enfant était en vie (1). Il
s'offrirait encore nombre de faits qui, n'étant plus dans
l'ordre de la nature, semblent montrer les bornes de
l'art, et que les anciens avaient jugés au-dessus de l'esprit
humain, en les rapportant à des causes cachées, dans le
seizième siècle, où l'on ne voulait voir que des prodiges
que l'on regarde aujourd'hui comme des visions.

Mais de nos jours, M. Alphonse Leroy, professeur
d'accouchemens à l'école de médecine de Paris, a écrit
qu'il était bien sûr d'avoir entendu un cri d'un enfant
dans le ventre de sa mère, et qu'on trouve plusieurs
observations de cris que les mères ont entendu faire par
leur enfant renfermé dans leur sein (2); et il ajoute, pour

---

(1) *Consult. medic.* 85, *tom. I.*

(2) Essai sur l'hist. nat. de la grossesse et de l'accouchement, pag. 44.

en rendre raison , que le poulet, dans sa coque , s'agite , s'inquiète , et même piole avant de briser la prison.

J'avoue qu'on ne peut concevoir , quand on est versé dans la connaissance de l'anatomie , si l'on considère la vie du fœtus , sa position , ses enveloppes , les liqueurs contenues dans les membranes, le défaut d'air ; qu'on ne peut concevoir , dis-je , qu'on puisse entendre ses cris , puisqu'on ne l'entend pas même en naissant jusqu'à ce qu'il est tout-à-fait hors de la matrice , ainsi que le re- marque PLINE. C'est donc un phénomène qui heurte directement nos connaissances actuelles.

Mais est-ce une vérité , est-ce une illusion ? Il n'est pas moins vrai qu'il est réservé aux médecins de voir dans la nature des choses inouies , sans qu'ils puissent toujours en connaître les causes : *Felix. qui rerum poterit cognoscere causas!* Le vrai médecin essentiellement occupé de la science de l'homme physique et moral , mérite sans contredit le premier rang dans la carrière des scien- ces par l'éminence de ses fonctions. L'étude accompagne son microscope , l'observation seule doit.être son talis- man ; alors il s'occupe utilement des sciences naturelles, et acquiert des connaissances positives.

TREIZIÈME OBSERVATION.

Suspension des menstrues et ictère fugace, déterminés par le ténia ou ver solitaire (1).

Mademoiselle J..... âgée de 18 ans, d'une constitution faible, d'un caractère vif, très-facile à émouvoir, était sujette à des douleurs d'estomac qui précédaient ordinairement l'ictère, et qu'on attribuait plutôt à sa faible organisation, ou à la qualité de l'humeur bilieuse qui semblait dominer chez elle, qu'à des vers, quoiqu'elle en eût été attaquée fréquemment dans son enfance.

Dans ces derniers temps, les douleurs étaient devenues plus fréquentes et plus fortes, particulièrement à jeun, au point de troubler son cours lunaire, et d'opérer ou une diminution notable des menstrues, ou la suspension totale. L'appétit était vorace, ou tout-à-fait perdu, et cette jeune personne était dans le découragement. Il m'était arrivé de faire cesser ses douleurs par le moyen d'un verre d'eau froide, et de prévenir ainsi quelquefois la jaunisse. Elle me fit voir un jour plusieurs vers-dits *cucurbitins* qu'elle avait eu le soin de conserver dans le verre, et qui ne me laissèrent plus de doute sur la présence du ver solitaire. Je tâchai de rassurer cette jeune personne, et je lui conseillai de faire usage des huiles, des purgatifs, et de divers vermifuges qui expulsèrent encore plusieurs fragmens de ténia de différente longueur : alors elle crut en être entiè-

____

(1) *Tœnia in amabili sexu frequentius se se exserere mihi videtur*, etc. PALLAS, *diss. de infestis viventibus intra viventia*, pag. 61.

rement délivrée ; mais quelque temps après , saisie tout à coup d'une colique utérine très-violente à l'époque de ses mois , elle éprouva une suspension totale et une jaunisse presque subite , ce qui l'avait jetée dans un mal-aise et des angoisses insupportables.

Je rappelai dans ma mémoire tout ce que j'avais pu observer dans sa maladie ; je lui fis donner sur le champ un verre d'eau très-froide, qui produisit un succès si brillant, qu'il fit succéder le calme comme par enchantement, et la jaunisse se dissipa sans remèdes immédiatement après l'apparition des menstrues. Je ne cessai point de combattre cet étranger, dont le réveil était terrible dans les accidens qu'il causait, par l'usage de l'huile de ricin, du quinquina , de la racine de fougère mâle, et des purgatifs qui entraînèrent encore des portions de ce ver. Je ne peux garantir que son hôte soit entièrement détruit , mais elle ne ressentait plus aucun accident ; elle avait même pris, dans cet état de santé, un embonpoint qu'elle n'avait jamais eu , lorsqu'elle fut obligée de s'éloigner pour son union conjugale.

QUATORZIÈME OBSERVATION.

Accidens causés par la présence des Vers chez une vaporeuse dont la constitution était fort délabrée.

Mademoiselle S,..., fille âgée de 4o ans , d'un tempérament délicat , avait toujours éprouvé une irrégularité très-marquée dans son cours périodique , soit pour la quantité , soit pour les intervalles qui étaient quelquefois très-longs. Elle avait essuyé à diverses reprises des maladies graves, au point qu'elle était parvenue à un degré d'épuisement et de faiblesse extrêmes ; elle était d'une sensibilité et d'une mobilité telles, que le moindre bruit l'affectait, et décidait des mouvemens convulsifs de la face. Ces mouvemens étaient involontaires ; elle souffrait même sans avoir la force de se plaindre, et elle comparait cette position à celle d'un rêve sinistre qui affecte sérieusement durant un sommeil pénible ; elle jouissait d'une tranquillité morale et physique, pourvu que tout fût dans le repos le plus parfait ; mais le moindre mouvement était le réveil de tous ses maux.

Cette fille, qui avait toujours tenu la conduite la plus régulière, semblait attendre le terme de ses souffrances avec résignation, lorsqu'elle fut attaquée tout à coup d'une colique utérine qui l'agita si fortement, qu'elle entraîna à sa suite une état de mort apparente qui au premier coup d'œil en imposait même aux gens de l'art. La perte du pouls, la respiration presque nulle, les extrémités froides, me frappèrent d'abord ; mais il existait une chaleur assez considérable dans la région précordiale, et un léger battement des carotides. Je crus dans ce moment avoir flairé l'odeur putride vermineuse que j'ai observé souvent, et je soupçonnai des vers. Je ne me trompai pas ; car cet état, qui dura vingt-quatre heures, finit par l'expulsion de deux vers ronds. La malade assura que ce *sommeil* lui avait été très-avantageux, et que si elle pouvait en jouir quelquefois, elle aurait l'espoir d'une prompte guérison, puisqu'elle *renaissait* : ce sont là ses propres expressions.

Les parens qui l'entouraient se félicitèrent mutuellement ; mais deux jours après, la malade fut tellement susceptible d'impression, et d'une sensibilité vicieuse, que pendant qu'on démollissait une maison voisine , elle fut attaquée de tremblemens douloureux qui cessaient avec le bruit, c'est-à-dire, pendant la nuit. Ces tremblemens se répétèrent même périodiquement long-temps après la démolition, à l'heure où les ouvriers avaient coutume de commencer leur travail ; ce qui prouve la facilité qu'avait cette malade à contracter des mouvemens d'habitude , et combien le genre nerveux était sensible.

Cette fille était douloureusement affectée en temps d'orage. Sa sensibilité nerveuse fut exaltée un jour de l'automne , au point que la foudre ayant éclaté à une certaine distance, elle éprouva des convulsions horribles qui lui laissèrent une telle frayeur, qu'elle sortait tout à coup de son assoupissement avec des plaintes d'amertume et de douleur.

Vue dans cet état par plusieurs médecins , elle avait été déclarée incurable. Je ne pouvais donc pas attendre de grands succès d'un traitement quelconque ; mais occupé par état du soulagement de l'humanité, j'employai des palliatifs , particulièrement les bains ; je passai ensuite à l'usage du quinquina, soit comme vermifuge, soit pour corriger l'excès ou le vice de sensibilité qui était la source de tous ses mouvemens désordonnés. J'avais obtenu de bons effets de ce traitement ; j'eusse continué de lui donner mes soins, si des circonstances majeures , autant qu'imprévues , ne m'eussent fait perdre de vue cette fille intéressante , qui mourut six mois après.

QUINZIÈME OBSERVATION.

Affection catarro-vermineuse.

Je fus appelé pour un enfant âgé de quatre ans. Un pouls plein et inégal , une grande chaleur , beaucoup de soif, une toux sèche, une forte oppression, des anxiétés, une tension douloureuse des hypocondres et de tout le bas ventre , le coryza ou *catarrhus ad nares* , tels étaient les symptômes qui l'accablaient dans ce moment. Il avait les yeux caves , et un cercle livide autour.

Les parens désespéraient de la vie de ce jeune individu. J'avouerai de mon côté que je ne le voyais pas sans danger : mon premier soin fut de demander à la mère s'il avait des envies de vomir , ou s'il vomissait réellement ; s'il était agité pendant le sommeil , etc. , parce que la maladie variolique faisait déjà des progrès rapides. Je crus , d'après les questions que je venais de faire , n'avoir à combattre qu'une affection vermineuse ; j'ordonnai une légère limonade pour boisson ordinaire , et sur le champ une infusion de coralline ou mousse de mer. Une heure après, je fis donner un lavement d'eau tiède et de lait , par portions égales , dans la vue de calmer l'irritation , et d'attirer les vers dans le rectum ; je ne tardai pas à voir réaliser mes espérances. On vit en effet dans une déjection , deux vers , *lumbrici teretes.*

Enhardi par ce succès, j'ordonnai, pour le soir, un second lavement, et le même vermifuge, auquel je fis ajouter l'eau de fleurs d'oranges. Le lendemain au matin, l'enfant poussa une selle de matières muqueuses. Le malade n'était pas

mieux ,

mieux, et j'avais la douleur de voir exister les mêmes symptômes, quoiqu'il y eût moins de fièvre. La lèvre supérieure éprouvait un tiraillement ; le bord était noirâtre, couvert de vésicules transparentes et prurigineuses, que je regardai comme un mouvement critique de la fièvre symptômatique.

Dans cet état, j'ordonnai une once d'huile d'amandes douces, à prendre en deux fois ou par cuillerées, sans trop violenter l'enfant. Il fut très-docile à mon ordonnance ; ce qui n'arrive pas toujours : de là vient que souvent les médecins les plus expérimentés abandonnent la médecine des enfans aux femmes, ou à des gens inhabiles aux sciences. Amis de l'humanité, ne vous rebutez point ; masquez les remèdes, présentez-les sous différentes formes ; trouvez enfin des moyens ingénieux de leur faire avaler les médicamens salutaires, ou, pour mieux dire, faites un choix : il convient de flatter leur goût.

L'huile d'amandes douces que j'avais fait prendre non-seulement comme vermifuge, mais encore pour calmer l'irritation intestinale, d'après deux observations que j'avais devers moi, la première, d'un enfant qui était attaqué de convulsions horribles par l'effet de la dentition, et la seconde, d'une diarrhée causée par l'irritation des intestins, remplit fort bien ma première indication, au point que cet enfant rendit huit ou dix vers, avec des matières glaireuses, dans le courant de la journée. Il fut un peu mieux le soir. Je recommandai seulement de continuer l'usage de la limonade, et de lui donner encore un lavement qui expulsa des vers ascarides. Tous les symptômes diminuèrent alors d'intensité ; la fièvre cessa, le

I

malade fut fort tempéré, et goûta les douceurs du sommeil : Voyant cette amélioration, je laissai deux jours
d'intervalle ; je prescrivis, le troisième, un bol de muriate
de mercure doux, et j'évacuai par ce moyen des matières
muqueuses mêlées de vers ascarides. Il est facile de voir
la cause du mal-aise qu'il avait éprouvé la veille.

Le septième jour de la maladie, je fis encore donner six
grains de muriate de mercure doux, incorporés avec le
miel ; le malade poussa deux selles de couleur verdâtre,
qui dénotaient une surabondance d'acides dans les premières voies ; je lui fis prendre quelques grains de pierres
d'écrevisses, avec un peu de sucre ; il fut beaucoup mieux,
et dès-lors il montra de la résistance à avaler aucune
espèce de remède. Loin de le contrarier, j'employai des
moyens simples, comme les frictions sèches sur tout le
corps.

Vers le quatorzième jour, il survint un cours de ventre muqueux qui cessa bientôt, mais qui ne laissa pas
d'être fort avantageux. Cet enfant eut une convalescence
heureuse, pendant laquelle, en le faisant jouir du bon air
de la campagne, j'observai de lui faire éviter la fraîcheur
du matin et du soir, et l'humidité de l'air en temps de
pluie.

SEIZIÈME OBSERVATION.

Petite vérole compliquée de Vers.

Un enfant, âgé de deux ans, portait fréquemment sa
main sur la tête, tantôt d'un côté, tantôt de l'autre ; il
semblait désigner la partie la plus souffrante. Il avait paru

deux boutons varioleux, dont l'un était placé sur le doigt auriculaire, et l'autre au-dessous du genou. Le ventre était tuméfié ; il y avait vomissement, douleur, anxiété, renversement des yeux, le penchant au sommeil, presque point de fièvre. Ayant voulu voir de plus près, je crus apercevoir au visage une éruption boutonnée, sans inflammation, au-dessous de l'épiderme ; je présumai aussitôt que cet enfant était attaqué de vers ; que la crise de sa maladie ayant été imparfaite, il devait paraître une nouvelle éruption, et que la nature rencontrait des obstacles par le séjour des matières vermineuses contenues dans les premières voies. (On sait qu'il y a un rapport de sympathie bien prouvé entre l'estomac et l'organe de la peau. GALIEN ordonnait des frictions spiritueuses sur toute l'habitude du corps, pour fortifier les organes de la digestion.)

J'appris ensuite qu'il avait vomi un ver, avec des phlegmes. Il n'y avait donc plus de doute sur ce point, et je persistai pour le second, persuadé que la concentration des forces dans l'estomac et les intestins, suspendait la réaction des forces intérieures sur les forces extérieures, ou, pour parler le langage de l'illustre BORDEU, l'irradiation ou le mouvement du centre à la circonférence.

J'ordonnai d'abord un lavement avec le lait tiède, et je lui fis prendre ensuite quatre gouttes de sirop de Glauber dans une cuillerée de lait, afin de diminuer la turgescence, suivant l'aphorisme d'HIPPOCRATE : *Non eliminandœ materies incoctœ, nisi turgeant.* STALH remarque d'ailleurs, avec beaucoup de raison, que l'émétique convient dans ces cas, non-seulement à raison des évacuations qu'il

décide , mais encore en portant les forces et les mouvemens sur l'organe de la peau ; et favorisant dès-lors l'é-
ruption qui doit s'y faire.

J'expulsai , par le moyen de ce vomitif, deux lombrics ,
avec beaucoup de matières glaireuses , que la mère eut le
soin de tirer de la bouche de cet enfant aussitôt qu'elle
les vit paraître , pour lui éviter de plus grands efforts. Je
donnai le soir même six gouttes d'huile pétrole , et une
demi-once de sirop diacode dans le vin. Le lendemain , je
ne doutai plus de la vérité de ma prédiction , puisqu'elle
fut suivie d'une éruption de petite vérole.

Je laissai pour lors l'ouvrage à la nature , parce qu'elle
était dans ses justes bornes : *Natura medicatrix*. La petite
vérole est une maladie simple par elle-même ; ce n'est
que la complication qui peut la rendre dangereuse : c'est
une fièvre dépuratoire qui a quelquefois terminé des
maux rebelles qui avaient résisté à tous les traitemens.

Le pouls s'était développé , et avait acquis ce degré de
force qui convient à l'expulsion de la matière morbifique.

Le huitième jour, la suppuration était établie ; la fièvre
était assez forte ; le ventre était paresseux ; on entendait
un craquement de dents. Je jugeai à propos de lui faire
donner un lavement simple , et de répéter le même
vermifuge (l'huile pétrole) , auquel la mère attachait
beaucoup de confiance.

Le dixième jour , l'enflure baissait pour s'étendre aux extrémités. L'exsiccation commençait au visage, ce qui cons-
titue le quatrième période de la petite vérole. Le onzième ,
le malade avait une grande salivation ; le douzième, plus de
salivation, la diarrhée l'avait remplacée ; le craquement des

dents durait encore. Ce dernier symptôme fit craindre les
convulsions aux parens, qui me témoignèrent l'envie de
donner l'eau de fougère qu'ils regardaient comme un spécifique contre les maladies de ce genre. Je ne m'y opposai
point. Le treizième, le cours de ventre était bilieux ; le
quatorzième, il avait cessé ; l'enfant était plus malade ,
fort inquiet , et menaçait de quelque attaque vermineuse ;
il restait sans mouvement, avec les yeux tournés, et agités
par des mouvemens convulsifs. Je lui fis donner un lavement avec la décoction d'une tête de pavot blanc , l'après
midi , et le soir un vermifuge. Le quinzième , il poussa
une selle assez copieuse, avec un gros ver rond , et fut
beaucoup mieux.

Le seizième, il y eut encore une évacuation alvine , avec
un ver lombric ; l'exsiccation s'opérait, et l'on vit paraître
une seconde éruption de pustules varioleuses dans les
interstices des premières. Les dix-septième, dix-hui-
tième et dix-neuvième , je n'aperçus rien d'extraordinaire ; la nature suivait la marche propre au quatrième
période de cette maladie. La squammation était générale
le vingtième ; le malade était bien ; j'ordonnai un
léger purgatif , qui ne fut point donné. Il fut attaqué
d'un dévoiement qui lui dura deux jours , pendant lesquels il rendit trois vers, et sa convalescence fut pénible,
ce qui me porta à faire usage du quinquina.

Nota bene. L'éruption plus tardive semble avoir hâté
la suppuration de ses boutons pour parvenir à l'exsiccation
en même temps , phénomène que l'habile M. Fouquet ,
médecin de Montpellier , a très-bien noté , mais dans une
circonstance un peu différente, « Il dérive , dit-il , de ce

» que la plus grande partie de la matière purulente s'é-
» tant employée à remplir les premiers éclos, il n'en
» reste qu'une petite quantité pour les traîneurs, ce qui
» suppose en outre que ce reste de matière se trouve déjà
» élaboré, digéré, mûri, en un mot, dans le tissu cellu-
» laire, lorsqu'il arrive à ces derniers. » J'ai vu les derniers
boutons pleins d'une substance limpide, qui a pris très-
vîte de la consistance, et est devenue blanchâtre par un
nouvel effort, ou l'orgasme suppuratoire.

Cette double éruption dans la petite vérole, vient
de l'abondance et de l'effervescence de la matière purulente. C'est ainsi que l'Hippocrate anglais attribue la
multiplicité d'accès, dans les fièvres intermittentes, à
une abondance et une activité excessives de la matière
fébrile.

Je peux me permettre ici uue petite digression qui n'est
pas tout-à-fait étrangère. SYDENHAM accorde avec raison la
vie au sang et aux humeurs. Chaque molécule jouit en
effet d'une force vitale, d'une vie particulière qui parti-
cipe de la vie commune et générale. L'expérience de ROSA
est concluante sur ce point : il a reçu dans un intestin de
poulet, du sang artériel d'un animal vivant, et il a vu que
cet intestin plein de sang battait comme les artères, avec
lesquelles il n'avait point de communication ; ce qui
démontre clairement que la masse du sang est animée
du principe de vie, et jouit d'une force tonique qui dé-
termine ou provoque les mouvemens d'expansion et de
contraction. Il faut néanmoins remarquer que cette vie
propre et inhérente au sang, ne doit pas être la même
chez tous les individus. VAN-HELMONT rapporte dans son

traité des fièvres , qu'il observa le sang de plus de deux cents paysans qui , selon la coutume du pays , s'étaient fait faire des saignées de précaution. Quoique tous ces paysans fussent vigoureux et bien portans , ce sang présenta des différences et des variétés indéfinies. Dehaen en a conclu que l'inspection du sang n'est d'aucune utilité dans la connaissance de la nature d'une maladie.

DIX-SEPTIÈME OBSERVATION.

Petite vérole compliquée de Vers.

Je vis un enfant , âgé de trois ans, attaqué de la petite vérole , le huitième jour de sa maladie : l'exsiccation avait lieu généralement dans tout le corps ; le pouls était petit et fréquent ; le malade éprouvait beaucoup de mal-aise. J'appris qu'il avait évacué des vers au commencement de la maladie. Dans le danger qu'il y avait à craindre de cette répercussion subite , je fis donner un lavement , et une infusion de fleurs de sureau théiforme pour boisson ordinaire. On appliqua en même temps les sinapismes par mon ordre. Le lendemain , j'ordonnai huit grains de muriate de mercure doux , incorporés avec le miel , à prendre en deux fois. Il y eut deux déjections assez considérables, dont la première n'eut rien de particulier ; la seconde fut un flux de matières noirâtres , parmi lesquelles on découvrit quelques fruits qui n'avaient pas même été altérés par les organes digestifs , quoique pris depuis quatre à cinq jours , et deux vers lombrics. Le dix-septième jour , le malade était assez bien : je fus d'avis de lui faire prendre de nouveau le muriate de mercure doux ; mais la chose ne fut pas possible, tant cet enfant opposa de la répugnance. Le vingt-deuxième jour de sa maladie, deux furoncles aux fesses, quelques pustules aux bras, furent l'époque de sa convalescence, et sa santé se rétablit en peu de jours.

DIX-HUITIÈME OBSERVATION.

Petite vérole compliquée de Vers.

La médecine simple est préférable. HIPPOCRATE, le père de la médecine, disait lui-même que la plupart des affections pourraient se guérir sans médecin, et il avait sans doute en vue le médecin pharmacologiste : *Multi ægri sanantur sine medico, nullus sine medicina.* En effet, les malades gorgés de médicamens ne doivent souvent leur salut qu'à leur bonne constitution. L'eau seule vaut quelquefois mieux que certaines tisanes dégoûtantes, et les médicamens les moins composés sont toujours les plus propres à combattre les maladies. On peut avancer, je crois, que l'on guérit moins en proportion qu'on emploie plus de remèdes. Le célèbre HOFFMANN dit qu'il avait eu la manie d'employer beaucoup de remèdes dans le commencement de sa pratique, mais qu'il avait reconnu dans la suite qu'il guérissait plus surement en simplifiant ses formules. Le défaut d'un grand nombre de personnes qui s'occupent de l'exercice de la médecine, c'est de trop agir, et d'enrayer ainsi les mouvemens salutaires de la nature. La nature n'a besoin de secours que dans ses écarts, ou lorsqu'elle est impuissante. L'on doit en général attendre la coction des matières qu'on a à évacuer, et favoriser les crises que la nature opère par les divers émonctoires qu'elle affecte. Si les crises naturelles sont troublées par la mauvaise administration des remèdes, (je crois certainement aux crises, et non aux jours critiques), elles sont imparfaites, et les maladies dégénèrent, ou les convalescences sont longues et pénibles. Je reviens à mon sujet.

Quò simplicius , eò melius. Je ne saurais trop recommander cet axiome, d'après l'observation suivante. Je fus appelé pour une petite âgée de six ans , qui était attaquée de céphalalgie , de vomissement , et exhalait une odeur fétide vermineuse. Il y avait prostration de forces ; le pouls était petit. J'annonçai une petite vérole accompagnée de vers , d'autant que l'épidémie régnait alors.

Je jugeai qu'il y avait oppression de forces , et qu'il convenait d'évacuer des saburres contenues dans l'estomac, en dirigeant les mouvemens vers l'organe de la peau. Je prescrivis en conséquence , après un lavement , six gouttes de sirop de Glauber, ou l'ipécacuanha en lavage , et une infusion de coralline , mêlée avec de l'eau de fleurs d'oranges , pour le soir. Soit insouciance , soit répugnance de la malade , mon ordonnance ne fut point exécutée , et je pris le parti d'être spectateur passif. C'est ainsi qu'HIP-POCRATE , qui observait les divers stades des maladies , suivait sans doute la nature , sans s'y opposer par des remèdes trop actifs , crainte d'altérer les signes constans qu'il voulait nous transmettre, les crises sur-tout , ayant soin de décrire la solution de chaque maladie , bonne ou mauvaise , *in naturâ.*

Des taches noirâtres dans la région lombaire et sur les cuisses , parurent le troisième jour ; le quatrième, le pouls s'était développé, et semblait avoir le caractère du pouls rebondissant, que Fouquet regarde comme celui d'éruption dans ses recherches sur le pouls. Cette enfant poussa deux selles mêlées d'une quantité de vers. Le visage fut enflé, et couvert d'un grand nombre de taches rouges et de petits boutons qui gagnèrent toute la surface du corps. L'on eût cru voir d'abord une rougeole qui participait des deux espèces.

Le sixième jour, les humeurs qu'évacuaient les divers émonctoires, avaient quelque chose de fétide. Les urines déposèrent un sédiment blanchâtre, que Van-Den-Bosch regarde comme un signe de bon augure dans les fièvres putrides vermineuses, dans lesquelles il a observé que les urines ne déposaient de sédiment muqueux, et n'annonçaient la coction qu'après avoir expulsé les vers et le *magma* putride, et que toutes les fois que le ventre n'approchait pas de l'état naturel, le jugement qu'on portait de la maladie était incertain. Il a même vu dans la pleurésie vermineuse, les crachats sanguinolens, et une fièvre aiguë ; en sorte qu'il n'a pu la distinguer de la pleurésie vraie que par l'inspection des urines.

Le septième jour, les taches noires étaient moins foncées ; la malade avait une extinction de voix, pour ainsi dire, et une transudation d'une humeur onctueuse.

Le huitième jour, cette enfant fut beaucoup mieux : la suppuration était bien établie, et cette petite vérole qui s'était annoncée par des symptômes de malignité, prenait déjà une bonne tournure ; ce qui est bien opposé à la constitution dont parle Sydenham, pendant laquelle, lorsque la petite vérole était discrète, le huitième jour était lé plus dangereux , et le malade mourait en peu d'heures après les plus belles apparences de guérison.

Le neuvième, elle expulsa un peloton de vers à la suite d'une douleur aiguë au bas ventre.

Le dixième, l'enflure avait diminué , et les pustules séchaient au visage.

Le onzième , la malade allait de mieux en mieux.

Le douzième et le treizième, les taches noires disparurent tout-à-fait. L'exsiccation avait lieu , et une chose à remarquer , c'est que grand nombre de boutons varioleux étaient si petits , qu'ils étaient à peine sensibles à la vue ; on les trouvait aisément au tact : ceux-ci ne suppurèrent point. Cette enfant eut une bonne convalescence, et jouit d'une bonne santé.

Ces sortes de cas ne sont pas néanmoins toujours aussi heureux ; on connaît les ravages meurtriers de la petite vérole , le fléau du genre humain : mais il faut espérer que la vaccine, conservatrice de l'espèce et de la beauté , nous délivrera pour toujours de cette maladie pestilentielle. Les enfans vaccinés peuvent coucher avec les enfans infectés de petite vérole , porter les mêmes chemises , être inoculés si l'on veut , sans en éprouver la moindre incommodité , ainsi qu'on eut occasion de le voir à l'Ile de France, lorsqu'on décida d'embarquer des enfans vaccinés pour vacciner les nègres qui n'avaient point été attaqués de l'épidémie régnante qui faisait des ravages. Plusieurs médecins étrangers ont démontré que la vaccine préserve même de la peste. L'on a observé à Constantinople et à Salonique , qu'aucune personne vaccinée n'était atteinte de la contagion , et que des enfans vaccinés continuaient de prendre sans danger le sein de leurs mères attaquées de la peste. Un médecin italien qui s'occupe particulièrement des effets de la peste en Turquie, s'est inoculé le venin de la peste avec du vaccin, sans qu'il ait éprouvé la contagion, quoiqu'il n'ait cessé, pour ainsi dire, d'être en contact immédiat avec les pestiférés. Il est à désirer que l'expérience confirme cette heureuse découverte, qui est de la plus haute importance pour l'humanité.

Le docteur JENNER, à qui nous devons la découverte de la vaccine, s'est déjà assuré que les enfans d'un père et d'une mère vaccinés, ne sont point susceptibles du développement du virus variolique. En vaccinant dernièrement, j'ai fait une observation qui présente aussi quelque degré d'intérêt. Un enfant de sept ans vacciné, les parens, qui n'avaient pas eu occasion de me le faire voir dans un moment favorable pour juger si c'était la vraie vaccine, m'ont témoigné leur crainte. Je l'ai vacciné inutilement une seconde fois, une troisième fois, sans opérer la plus légère phlogose, le plus petit mouvement dans l'organe de la peau, et j'avais fait nombre de piqûres. (Je me sers de l'aiguille cannelée.) Je me suis vacciné alors moi-même, pour éprouver si la vaccine serait également sans succès, ayant eu la petite vérole naturelle, et j'ai eu une fausse vaccine sur deux boutons, dont l'un était sur la partie inférieure de l'avant-bras, et l'autre sur la partie la plus charnue de la main, pour être plus à portée de les considérer attentivement.

Ces deux boutons en imposaient singulièrement pour la vraie vaccine ; mais observés scrupuleusement, sur-tout au microscope, on ne voyait point le bourrelet prononcé, et ce qui paraissait un léger enfoncement, n'était certainement que la trace de la piqûre de l'aiguille. J'ai éprouvé, du reste, les symptômes de la vraie vaccine, une forte douleur de tête, l'engorgement douloureux des glandes axillaires ; j'en ai fait part au comité central de vaccine, qui m'a invité à continuer de lui communiquer les résultats de mes expériences.

CHAPITRE VII.

Un mot sur l'erreur des systèmes en général.

SI nous avons rarement des observations bien faites en médecine, c'est que la plupart des observateurs se laissent séduire par des systèmes d'après lesquels ils voient tout ce qu'ils veulent voir, et rien au delà. C'est ainsi que RUYSCH, prévenu pour ses injections, voulut exclure les follicules des glandes conglomérées, ou les grains glanduleux les plus petits, contre le sentiment de MALPIGHI. C'est aussi sous le même point de vue que ZIMMERMANN nous dit qu'il a connu des médecins qui ne voyaient jamais que certaines maladies. Un praticien qui aurait eu une obstruction au foie, n'aurait vu que cette affection chez tous ses malades, etc. ; quelques-uns ont voulu attribuer aux vers les causes de toutes les maladies, humorales ou convulsives, sans nulle exception. L'on a prétendu alors que la peste et la vérole étaient uniquement produites par des vers, sans considérer que ces maladies lymphatiques peuvent elles-mêmes donner lieu à une génération vermineuse.

Certains se plaisent à observer dans leur cabinet, et non par leur assiduité au lit du malade, comme s'ils pouvaient soumettre la nature à leurs productions, à leurs raisonnemens ; d'autres veulent faire cadrer les observations avec leur théorie, tandis que celle-ci doit être elle-même fondée sur les faits dans la saine pratique.

Les partisans des nouvelles découvertes prennent quelquefois un tel degré d'enthousiasme, qu'ils les proclament d'abord avec fermeté et persuasion, et qu'ils ne sont plus capables de les juger avec leur esprit de parti. Heureux celui qui, calme au milieu des systèmes, qui sont autant de nuages électriques, sait les apprécier! Celui-ci suspend son jugement jusqu'à ce que des expériences réitérées lui permettent de prononcer, et ne fait point difficulté de se rétracter, si de nouvelles expériences rectifient ses premières idées; parce qu'il est l'ami du vrai. La décision que portent ses antagonistes, se ressent au contraire de leur précipitation; mais leur opiniâtreté est bien plus blâmable encore, puisque l'amour des nouveautés, l'enthousiasme, est en quelque façon un mouvement presque involontaire, dont une imagination ardente est plus susceptible, au lieu que la persévérance est un acte réfléchi.

Il est aisé de voir le ridicule des systèmes, et de reconnaître qu'ils peuvent avoir une influence dangereuse sur la pratique de la médecine. Je ne m'arrêterai point à combattre les opinions des différentes sectes; mais j'observerai seulement, en passant, que dans le temps les physiologistes ont voulu trop expliquer par des principes de mécanique; de sorte qu'on a fait du corps vivant une pure machine hydraulique, et qu'on n'a vu ensuite qu'épaississement et obstructions dans toutes les maladies, d'après cette doctrine que les animistes ont réfuté victorieusement : cependant leur manière de voir est encore vicieuse comme celle des médecins solidistes.

Van-Helmont a prétendu, avec fondement, que chaque

organe a une vie qui lui est propre ; que la vie commune de tout le corps doit être conçue distincte, et comme
existante séparément de ces vies particulières. Il admet
un esprit inné dans chaque organe, et une ame sensitive
étendue à tout le corps, qui a vivifié cet esprit. L'opinion
de ce philosophe peut se concilier avec la théorie de
Barthés, qui pense qu'il est douteux si le principe de vie,
qui est l'ame sensitive de Van-Helmont, existe comme
une modification de la matière, ou comme un être distinct
du corps et de l'ame. On connaît l'insuffisance des théories sur le mécanisme de la digestion et la nutrition, et
la nécessité d'admettre un principe vivifiant pour expliquer la transmutation des sucs alimentaires, la vitalité
même ou les mouvemens propres de l'estomac dans le
temps de la digestion, et la fermentation vitale.

Nous fourmillions de systèmes, et nous manquions
d'observateurs. Les médecins, il faut le dire, négligeaient
trop l'étude des anciens qui avaient observé constamment,
pour se laisser entraîner, dans leurs théories brillantes,
vers ce chaos pour lequel l'esprit de l'homme a un penchant si facile ; mais ils ont senti aujourd'hui le besoin
de revenir à la médecine hippocratique, pour remplir
avec fruit les devoirs de l'humanité, conduits par le
flambeau de l'expérience.

Hélas ! des médecins ont prétendu guérir toutes les
maladies par la sueur. Ils avaient un remède pour chaque
maladie, et incendiaient les malades avec leurs cordiaux.
Ils rejetaient avec obstination les antiphlogistiques, ou la
méthode rafraîchissante qui devait briller éminemment
dans les fièvres aiguës : c'est ce qui a fait dire à Zimmer-
MANN

MANN qu'on a tué dans la seule petite vérole plus de monde que n'en a fait périr ALEXANDRE.

Des médecins imaginèrent systématiquement, qu'il fallait exténuer les malades par une diète rigoureuse. Bientôt cette méthode fut adoptée généralement sans distinction, et l'on faisait périr de faim ou d'inanition. Quelle fatalité ! la médecine, cette noble science, serait-elle sans cesse exposée à toutes les vicissitudes, sujette aux caprices ? et, ce qu'on n'ose dire, serait-elle encore le jouet des hommes qui, loin de consulter la nature, semblent vouloir en faire un objet de mode avec ses frivolités ? Eh quoi ! ne voit-on pas cet esprit dans l'administration des remèdes qui ont eu la vogue, pour tomber ensuite dans l'oubli ? Tout est système en un mot, et nous sommes obligés d'attribuer ces erreurs au défaut d'observation.

Le même esprit de système a fait proscrire le bouillon, comme si le régime végétal convenait dans tous les cas indistinctement, sans avoir égard au tempérament, à l'habitude qui est une loi sacrée en médecine, ni au genre de maladies, ni au pays, ni à la saison de l'année. Ne serait-il pas aussi raisonnable de vouloir guérir toutes les maladies par le même remède ?

Je rappellerais en vain une foule de systèmes plus ou moins ingénieux qui constituent le venin contagieux de l'esprit de l'homme ; il faut en médecine des faits, et non des chimères. Bannissons sur-tout les opinions erronées qui avilissent le plus noble de tous les arts, si florissant dans l'âge d'HIPPOCRATE, enrichi depuis, et qui n'en est pas moins susceptible encore, si l'on observe bien les opérations de la nature.

K

Il n'est pas moins ridicule de vouloir établir des systèmes sur la vertu des remèdes, sur les maladies et les tempéramens, parce qu'il y a des variétés sans nombre, d'après l'idiosyncrasie des sujets, et qu'il faut nécessairement étudier la nature.

La médecine est une science de faits ; c'est pourquoi il importe d'avoir des observations bien faites dans les recherches de la vérité ; mais pour cela, il faut que l'observateur soit impassible, c'est-à-dire, exempt de toute prévention et de toute superstition ; qu'il ait des connaissances profondes, qu'il soit doué des sens les plus délicats (car il doit saisir toutes les nuances ou les plus petits mouvemens de la nature dont il est le fidèle interprète) ; qu'il ait enfin reçu ce talent de la nature : j'entends le génie observateur. C'est à des hommes de cette trempe qu'il appartient d'observer la nature, et non à des aveugles nés qui répètent sans cesse qu'ils ont vu, mais qui ne peuvent vous dire qu'ils ont mal vu, ni à ceux qui, aimant à passer leur vie dans un monde imaginaire, forgent continuellement des systèmes, de manière qu'ils n'observent jamais, ni ne veulent observer rien de vrai : *nascimur poetæ, nascitur medicus* ; et je dirai avec un grand philosophe, que le vrai médecin est un semi-dieu.

On voit, d'après cette faible esquisse, combien les bons observateurs doivent être rares, et combien l'esprit de système est en même temps nuisible à la première des sciences. Le médecin ne doit pas tout-à-fait négliger les fleurs ; mais ce sont les fruits plus particulièrement qu'il lui importe de cueillir pour les progrès de la science et le bien de l'humanité. Il est une médecine rationelle , mais fondée sur l'observation , et non sur de vaines spéculations : c'est là la vraie théorie , celle qui conduit à une saine pratique. J'aime SOCRATE , j'aime PLATON ; mais j'aime par-dessus tout la vérité.

Pour prouver que les systèmes ne peuvent être d'aucun secours au médecin clinique , je prends pour exemple les affections vermineuses , et je demande de quelle utilité sera un médecin parfaitement instruit de toutes les hypothèses qui ont paru sur la génération des vers , s'il ne sait reconnaître leur présence par l'étude des signes ou indices qui , par leur concours , portent en eux quelque point caractéristique.

Si nous devons fuir les opinions systématiques en médecine , nous devons aussi nous méfier d'une trop grande ferveur dans les découvertes , même les plus utiles. On a vu les plus grands remèdes , abandonnés pour en avoir trop multiplié l'usage dans le principe avant de connaître les cas particuliers où ils convenaient , reparaître ensuite, pour le bien de l'espèce humaine , avec tous les succès imaginables. Tel a été le sort de l'émétique , ce remède héroïque , et du quinquina , reconnu spécifique dans les fièvres intermittentes depuis que SYDENHAM , l'Hippocrate anglais , nous a transmis dans son excellent ouvrage la bonne manière de l'administrer.

La chimie , qui a fait des progrès si rapides de nos jours , a fait des enthousiastes outrés qui ont voulu tout soumettre aux agens chimiques , et qui , faisant leurs expériences, *in vitro* , croyaient que les choses se passaient de même dans le corps vivant. Ils expliquaient la théorie de la digestion par les dissolutions chimiques , d'après ces idées fausses, sans avoir aucun égard à l'état de vie des organes et des humeurs.

M. ZACCHIROLI, entraîné par le torrent des chimistes qui veulent tout expliquer par le creuset, cherche à se rendre raison de divers phénomènes. Il prétend expliquer par le développement de différentes espèces d'air, l'action des médicamens qu'on doit regarder comme un problème dont la solution sera toujours incertaine. Cet auteur compare, d'après une idée très-ingénieuse, cette opération à la nutrition, qui s'opère, dit-il, par le moyen de l'air qui se dégage des alimens dans l'estomac et dans les intestins. Mais nous ne connaissons pas jusqu'à quel point les alimens sont altérés par les forces digestives, ou par le principe de vie qui agit d'une manière toute particulière qui nous est aussi inconnue. Toute science naturelle a des bornes contre lesquelles les efforts du génie viennent se briser. Toute hypothèse doit être soumise à une observation constante.

On doit s'élever tant contre l'empirique qui marche à tâtons, n'ayant aucun principe, que contre le médecin à systèmes qui ne se fonde que sur des principes arbitraires. Il est évident que l'empirique n'observe rien, et que l'observateur doit fuir avec soin toutes les idées chimériques, même l'enthousiasme, pour bien voir en médecine. Ce n'est que par ce moyen qu'on peut saisir avec sagacité les opérations de la nature, tous les phénomènes des maladies et de l'état de santé.

F I N.

TABLE.

FIN DE LA TABLE.

EXPLICATION DE LA PLANCHE.

Fɪɢ. I. *L'Ascaride lombricoïde*, ou lombric humain.

a, Tête où l'on voit trois petits lobes ou mamelons ; la bouche est au centre. —— b, l'extrémité inférieure ou la queue légèrement obtuse ; au-dessous est un tubercule qui présente l'orifice du tube intestinal. —— c, d, e, f, quatre lignes longitudinales. Les lignes transversales, de toute l'étendue du corps, représentent les petits anneaux.

Fig. II. *L'Ascaride vermiculaire*, un peu grossi au microscope.

a, Tête. —— b, c, deux éminences ovales, la bouche au milieu. —— d, queue. —— Les lignes transversales du corps marquent les rides que produisent les contractions musculaires par le rapprochement des anneaux.

Fig. III. Le *Tricocéphale* vu au microscope.

a, Tête arrondie. —— b, c, d, e, son corps où l'on voit latéralement les anneaux. ——f, g, corps cylindrique qui n'est qu'une mince canulle engaînée qui sort par la pression.

Fig. IV. *Tricocéphale humain*, grandeur naturelle.

Fig. V. *Tricocéphale femelle*. La queue n'est point en spirale comme celle du mâle ; elle est plus large et plus courte.

Fig. VI. Le *Ver vésiculaire*, ou l'*Hydatide*, agrandi au microscope.

a, Tête armée de crochets, semblable à celle du ténia humain armé, ou ver solitaire. —— b, c, cou. —— c, d, corps ou habitation du ver vésiculaire humain dépouillé de la membrane externe pour apercevoir ses fibres circulaires

Fig. VII. *Ténia armé*, ou le Ver solitaire.

a, Tête armée de petits crochets. —— b, protubérances de la tête en forme de crochets. —— a, c, c, d, longueur progressive du cou. —— e, f, g, h, corps du ténia, où l'on voit distinctement les anneaux qui s'engaînent les uns dans les autres, et ses articulations.

Fig. VIII. *Ténia* non armé (Tœnia lata.)

a, Tête sans crochets. —— a, b, cou. —— b, c, la partie plus étroite de son corps. —— c, d, grosseur du corps jusqu'à la fin. —— c, c, c, c, c, sillon longitudinal de la longueur du ver, et très-visible dans ces points. —— m, m, petites papilles perforées sur la superficie des anneaux. C'est le ténia humain de BONNET.

A TOULOUSE,

De l'imprimerie d'Antoine NAVARRE, rue des Tierçaires, n.° 84.

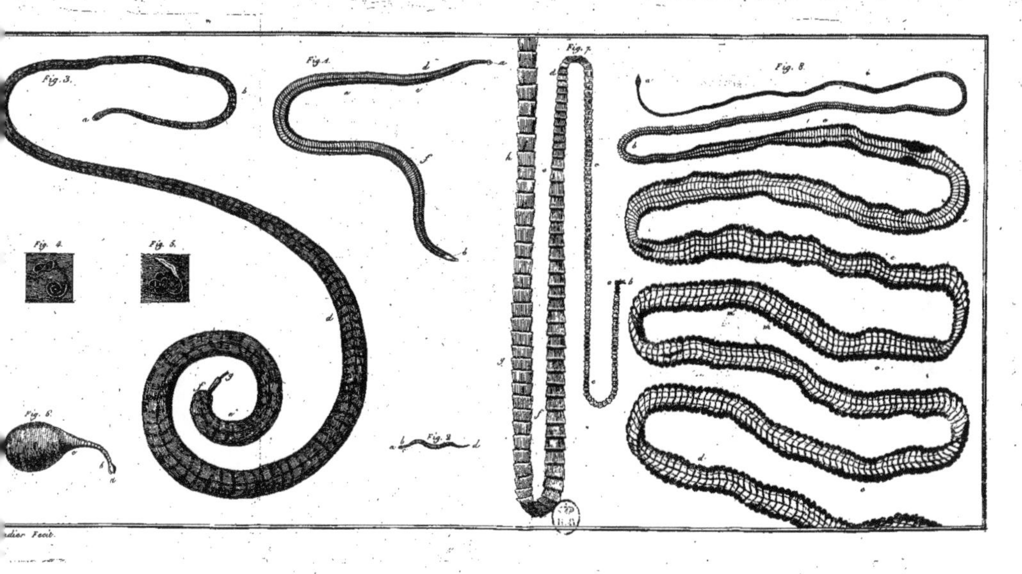

Fig. 3.
Fig. 1.
Fig. 7.
Fig. 8.
Fig. 4.
Fig. 5.
Fig. 6.
Fig. 2.